患者の語りと医療者教育

"映像と言葉"が伝える当事者の経験

認定NPO法人
健康と病いの語りディペックス・ジャパン 編

日本看護協会出版会

本書は、
認定NPO法人健康と病いの語りディペックス・ジャパンが運営する
「語り」のデータベースを、医療者教育に活用する意義および
その具体的方法を示すものである。
データベースに収載された病いの当事者および家族による「語り」は、
その一部が映像・音声・テキストの形式でウェブサイトに公開されており、
疾患名やテーマから検索することができる。
ウェブサイトに公開されている「語り」には
体験談を語った本人に帰属する著作権・肖像権があり、
教育に用いる場合はディペックス・ジャパンへの事前連絡が必要である。
詳細は巻末の「資料」を参照。

プロローグ　一人称の語りを聴くということ

認定NPO法人健康と病いの語りディペックス・ジャパン
佐藤（佐久間）りか

　「患者の語り」というときの「患者」とは誰だろうか？
　私は8年前に乳がんの診断を受けた。自覚症状は全くなく、人間ドックでたまたま見つかったので、ぴんぴんしているのに「要精検」になったとたんに「患者」になった。しかし、それだけで「病人」になったと感じたかというと、そうではなかった。手術、放射線療法、化学療法、ホルモン療法とひと通りのメニューをこなしていくなかで、「病人になった」という実感がわいてきたのは、化学療法の副作用に悩まされるようになってからである。患者会のスタッフをしていた人から、「手術を受けてけが人になり、抗がん剤で病人になるのよ」という話を聞き、大いに納得したものだ。化学療法が終わって髪の毛もすっかり生え揃ったところで、私は「病人」を卒業した。そして今、3カ月に一度のフォローアップ検診に通う「患者」である。
　この「患者」と「病人」というアイデンティティの揺らぎを、すべての乳がん体験者が同様に感じるわけではないだろう。がんのステージや本人の年齢、ライフコース上の位置、がんについての知識の量、死生観、生来の性格などによって、感じ方が違って当然である。ただ、患者と病人は必ずしも同一ではなく、その意味では「患者の語り」と「病いの語り」も似ているようで同質ではない、ということはいえる。
　「あなたのご病気の体験についてお話を聴かせてください」と言われたとき、私は医療の枠組みの中で患者として体験したことについて語ることもできれば、がんという診断の前と後でどのように自分の人生が変わったかを語ることもできる。どちらも「私」という一人称で語られる物語であり、厳密に分けることは困難だが、私たちは語る相手によってその微妙な違いを使い分けている。医療者が「患者の語り」に触れるとき、この2つの側面があることを意識しておく必要があるだろう。
　そもそも現代医学は「一人称」を扱うのが苦手だ。エビデンス・ベイスト・メディスン（Evidence-Based Medicine；EBM）という言葉が医療関係者の間で広く使われるようになってすでに四半世紀になるが、ここで尊ばれるのは「客観性」である。EBMは、実験や調査から得られた研究結果を統計学的信頼

性によって階層化して、医療的実践の根拠とする「三人称」の科学である。そこでは患者は集団としてとらえられ、個人は数字に還元される。ランダム化比較試験のシステマティックレビューを頂点とするエビデンス・ピラミッドの中で、より一人称に近い「専門家の意見や考え」は「症例報告」の下に位置している。専門家の語りがそんなに低い評価しか受けられないのだから、患者の一人称の語りがこの階層の中に入る余地はない。

　今後 EBM はかなりの部分を、ビッグデータを活用したディープラーニングによって、AI（人工知能）が担っていくようになるだろう。AI に自我をもたせることができるか、という研究も進みつつあるようだが、自我をもたない AI に「一人称」はない。一人称をもたない AI は、データを集めることはできても、「語りを聴く」ことはできない。問診のようにデータをとることと語りを聴くことの違いは何だろうか。もちろん語る側の主体性に大きな違いがあるわけだが、聴く側も一人称でそこから何かを感じ取ろうとする姿勢があるかどうかが重要だ。AI は自動学習により知識を増やし、精度を上げていくことができるので、より正確に人間の心の動きを予測することができるようになるかもしれない。そうした予測をもとに一人称で患者に話しかけるようにプログラミングすることもできるだろうが、AI が病いの語りに感動したり、心を揺り動かされたりすることは（少なくとも当面は）ない。

　第二次世界大戦に従軍した、ある著名な英国人医師のエピソードがある。この医師はドイツ軍に捕らえられ、収容所内で捕虜となった傷病兵たちの治療にあたっていた。ある晩、瀕死のソ連兵捕虜が病棟に運び込まれた。大声で泣き叫んでいたため、医師は周りの患者を起こさないように、彼を自室のベッドに寝かせて診察を行った。医師はロシア語がわからなかったが、両肺の空洞化を示唆するひどい胸膜摩擦音があったので、それが痛みをもたらし、叫び立てる原因となっているのだろうと判断した。しかし、手元にモルヒネはなく、アスピリンではほとんど効き目はなく、なすすべがなかった医師は思わず叫び続ける若い兵士を抱きしめた。するとその途端に兵士は叫ぶのをやめ、数時間後には静かに彼の腕の中で亡くなった。そこで医師は、その兵士を苦しめていたのは「結核性胸膜炎」ではなく、「孤独」だったのだと悟ったという。そして、自分が苦しみの原因を正しく診断することができなかったことを恥じ、長くその経験を誰にも話せなかったと振り返っている。

　このエピソードはアーチボルト・コクランが晩年に記し、死後に出版された自伝的回顧録「One Man's Medicine: An Autobiography of Professor Archie Cochrane」（1989）の中にある。コクランはランダム化比較試験を

用いた臨床試験を体系的に集め、吟味したうえで医療を実践することを推奨した、EBM の父とも呼ばれる人物である。まさに三人称の科学としての医学を推奨したコクランだが、ここでは一人の結核患者の最期を三人称の「症例報告」として記述するのではなく、死を目前にした患者の苦しみと孤独に「倫理的証人（moral witness）」として立ち会った自らの体験について、一人称で綴っている[1]。症例報告なら「結核性胸膜炎」という診断に間違いはないのだが、あえて「それは誤診であった」と証言しているのである。

　私たちディペックス・ジャパンが「健康と病いの語りデータベース」を立ち上げたときに掲げたスローガンは、「患者の語りが医療を変える」である。これは単に「患者さんのお話をよく聴きましょう」といった「傾聴」や、より深い「患者理解」の有用性を訴えるものではない。私たちは「一人称の語り」が新たな「一人称の語り」を生み出す触媒のような力に魅せられており、その力が医療を変える原動力になると考えている。だからこそあえて、このプロローグも一人称で書かせていただいた。

　医療者が患者の一人称の語りに耳を傾けるとき、医療者自身も「語り」に触発されて自分の中に生まれてくる思いや気づきを一人称で語る用意（自己内省）が必要である。患者の一人称の語りの中に、「患者の語り」と「病いの語り」があるように、医療者の一人称の語りにも「医療者の語り」と「病いに立ち会う証人としての語り」がある。この本がそうした「一人称の語り」との向き合い方の手がかりとなることを願ってやまない。

引用文献

1) Kleinman A.: The Illness Narratives: Suffering, Healing and the Human Condition. Basic Books, 1988.
　　（アーサー・クラインマン著，江口重幸・五木田紳・上野豪志訳：病いの語り—慢性の病いをめぐる臨床人類学，誠信書房，1996．）

目次

プロローグ
一人称の語りを聴くということ ……………………………………………… iii

part I 患者の語りを医療者教育に活用する意義

1 患者の語りがもつ力 …………………………………………………………… 2
2 闘病記を用いた医療者教育―初学者に病いを教える ……………………… 7
3 語りを使った教育が刺激・触発する医療者の資質・能力 ………………… 17
4 「人の語り」は医療の鏡―人間理解を深めるディスカッションを ……… 27
5 「患者の語り」の教育的活用の現状―アンケート調査をもとに ………… 39

part II 患者の語りを活用した医療者教育

《患者の全人的理解を深める》

1 病い体験・家族関係・就労などから患者を全人的に理解する
　―「社会学」「福祉社会論」の教材としての活用 ………………………… 50
2 がん患者の家族の体験を知る―大学院におけるがん看護学教育 ………… 64
3 「認知症の語り」を用いた施設内研修
　―本人および家族の経験を理解するための教材の作成と活用 ………… 73

《患者主体の医療を考える》

4 根拠に基づく実践を学ぶ
　―「疫学・保健統計学」への患者の語りの導入 ………………………… 82

5 病いの経験を語る患者に宛てる手紙
　　──薬学教育における医療コミュニケーション ……………………… 95

6 医学部プロフェッショナリズム教育における患者の語りの活用 ……… 106

7 語りをもとにした「模擬患者参加型学習用シナリオ」の
　作成とその活用──服薬指導の場面をとらえて ……………………… 115

8 個々の患者への適用を重視したEBM教育の実践報告
　　──「公衆衛生学実習」での試み ………………………………………… 129

9 医療・生命倫理における「語り」を活用した
　ディープ・アクティブラーニング
　　──薬学教育における「薬学研究SGD演習」 ………………………… 141

Column

- 「慢性の痛みの語り」から学べること ……………………………… 16
- 卒業研究におけるデータシェアリングの活用 …………………… 48
- 患者は、それぞれ異なる人 ………………………………………… 63
- 「認知症の語り」ウェブサイトを構築して ………………………… 81
- 慢性疼痛当事者としての「語り」 ………………………………… 105
- 「認知症サポート薬剤師：e-ラーニング講座」での語りの活用 …… 128
- テュートリアル教育における「患者の語り」の活用 ……………… 152

資料

「健康と病いの語りデータベース」の活用に向けて ……………… 153

執筆者一覧

■編集
認定NPO法人健康と病いの語りディペックス・ジャパン

■執筆（執筆順）

佐藤（佐久間）りか	認定NPO法人健康と病いの語りディペックス・ジャパン事務局長（社会学）
別府宏圀	認定NPO法人健康と病いの語りディペックス・ジャパン理事長（医学）
和田恵美子	四天王寺大学看護学部教授／認定NPO法人健康と病いの語りディペックス・ジャパン理事（看護学）
佐藤幹代*	自治医科大学看護学部准教授（成人看護学）
森田夏実*	東京情報大学看護学部教授（看護学）
中村千賀子	社会福祉法人新生会理事／認定NPO法人健康と病いの語りディペックス・ジャパン理事（人間科学）
射場典子	認定NPO法人健康と病いの語りディペックス・ジャパン理事／山梨大学大学院総合研究部医学域医学研究員（看護学）
高橋奈津子*	聖路加国際大学大学院看護学研究科准教授（成人看護学）
菅野摂子	日本医科大学医学部非常勤講師／認定NPO法人健康と病いの語りディペックス・ジャパン監事（社会学）
秋元るみ子*	「乳がんの語り」インタビュー協力者
酒井禎子	新潟県立看護大学看護学部准教授（成人看護学）
竹内登美子*	富山県立大学看護学部教授（看護学）
友滝 愛	国立看護大学校人間科学情報学助教（看護情報学）
柏木公一	国立看護大学校人間科学情報学准教授（看護情報学）
後藤惠子*	東京理科大学薬学部教授／公益社団法人東京都薬剤師会生涯学習委員会（健康心理学）
今崎牧生*	港町診療所心療内科医師（「慢性の痛みの語り」インタビュー協力者）
青木昭子*	東京医科大学八王子医療センターリウマチ科教授（医学）
瀬戸山陽子	東京医科大学教育IRセンター講師／認定NPO法人健康と病いの語りディペックス・ジャパン理事（看護情報学）
仲山千佳	金城学院大学薬学部助教（薬学）
小橋 元	獨協医科大学医学部教授（公衆衛生学）
津田真弘	京都大学大学院薬学研究科講師（薬学）
米澤 淳	京都大学大学院薬学研究科准教授（薬学）
山下富義	京都大学大学院薬学研究科教授（薬学）
高須清誠	京都大学大学院薬学研究科教授（薬学）
松下佳代	京都大学高等教育研究開発推進センター教授（教育方法学）
長塩 亮	北里大学医療衛生学部医療検査学科准教授（臨床検査学）

＊認定NPO法人健康と病いの語りディペックス・ジャパン運営委員

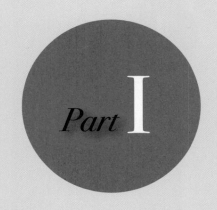

Part I

患者の語りを
医療者教育に活用する意義

● ディペックス・ジャパンのウェブサイトで公開されている「患者の語り」とは、病いの体験についてのインタビュー映像や音声（クリップ）を、1〜3分に短く編集したものであり、以下のURLから視聴できる。
https://www.dipex-j.org/

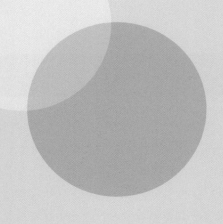

1 患者の語りがもつ力

認定 NPO 法人健康と病いの語りディペックス・ジャパン **別府宏圀**

　「語り」という言葉から人々が想起する内容はさまざまである。物語・対話・講演・ストーリー・モノローグ・ナレーションなどから、私たちは多くの情報や知恵を得ることができる。「語り」の起源と発展は、神話・民話・伝承文学・宗教などを考えれば、人類の歴史全体に及ぶかもしれない。しかし、ここでいう「語り（narrative；ナラティヴ）」に対する関心が高まったのは比較的近年のことで、「患者の語り」が注目されるようになったのは、さらに最近のことである。

1 EBM と NBM

　1990 年代に起きた Evidence-Based Medicine（科学的根拠に基づく医療；EBM）の潮流は瞬く間に世界中に広がり、日本でも高い評価と期待をもって迎えられた。従来、個々の医師の診療能力の基盤は、専ら各自がその時点までに獲得した経験と知識によって形づくられていたが、情報技術の飛躍的進歩によって、過去に発表された関連論文や臨床試験のデータを瞬時に収集・検索することが可能となり、それらを客観的・総合的に分析することで、各診療領域の専門家（学会）が診療ガイドラインを作成し、公開するという仕組みが始まり、こうした動きは、個々の患者はもとより、医師・医療機関・医療行政・医療政策にかかわる人々からも歓迎された。

　EBM の普及で、家庭医や一般病院に勤務する医師が日常診療や医療的ケアを行う際にも、エビデンスレベルや推奨の強度を考えながら選択を行うことが多くなった。しかし、一度確認されたエビデンスレベルも数年後には見直しを迫られることが多く、患者の体質、社会・経済的条件、生活習慣や価

値観の違いなど個別条件を考慮すると、EBM の基準や論理を画一的に適用することはできない。EBM を実践するなかで、医療従事者は病気の背景や家庭・職場における人間関係を理解し、患者を取り巻くさまざまな条件を考慮しながら全人的（身体的、精神・心理的、社会的）に対応することの重要性を知ることになる。患者は、個別症状による苦痛や困難を体験するだけでなく、家庭や職場で働き、生活するなかでさまざまな困難に直面して、その問題を抱えながら生きてゆかなければならないからである。

そのような状況のなかで「患者の語り（patient's narrative）」や「病いの語り（illness narrative）」が注目されるようになり、「Narrative-Based Medicine（語りに基づく医療；NBM）は EBM を補完するものである」「EBM と NBM は車の両輪のようなものである」などの説明と理解が広まっていった。

2 エビデンスとナラティヴの相克

しかし、EBM が広まり、それを補完するために NBM が導入されたという説明は、時間軸からみればむしろ順序が逆転しているのかもしれない。なぜなら、人々が身体の異常を感じ、病気の存在に気づくのは「患者の訴え（ナラティヴ）」がきっかけであり、医師が診療の拠り所とする診断名（疾患概念）も、まず患者の訴えを細かく聞き取り、多数の患者が訴える臨床症状や検査データの中から共通点を見出し、独立した新たな疾患単位が認識されることで初めて新たな「病名」が定義されるからである。個々の病気を区別する鑑別診断も、治療の有効性判定も、有害作用（副作用）に気づくのも、すべては患者が語る「ナラティヴ」の内容から導き出された結果にほかならない。つまり、「ナラティヴ」には、より根源的な意味があり、すべての知識や技術はそこから生まれ、その積み重ねの中から今日の医学・医療があるのだという認識に私たちはもう一度立ち返る必要があるのではないだろうか。

EBM と NBM とが常に補完し合うとは限らず、ときには相反する力学がはたらくこともある。たとえば、医療過誤や薬害事件における論争では、患者の訴えが心因反応や偶発的な単なる逸話的出来事とされ、科学的"エビデンス"に乏しいといわれて因果関係を否定されることもある。NBM の入門書として知られる書籍「ナラティブ・ベイスト・メディスン」[1)]の中に記されている次のような文章を読むと、医療者はもっと謙虚で誠実でなければならないと反省させられる。今日ある医学・薬学・看護学の基本は、日々患者の声に耳を傾け、注意深く観察し、行動するなかから生まれたことを忘れて

はならないだろう。

> 患者が感じることこそ診療の基礎とすべき現実であることを、医師は常に銘記する必要がある。疾病の分類学は最新の科学が把握した自然を表現しているとはいえ、理論的構成物に過ぎない。患者の症状がそれに当てはめられないときに、放棄すべきは理論のほうであって、患者が実際に体験していることの説明を放棄してはならない。

3 ナラティヴの定義とそのパワー

ナラティヴに関してはさまざまな定義が存在する。その人が何をターゲットとし、何を行おうと考えるかによってナラティヴの定義が異なるのは当然であるから、ここでは認定NPO法人健康と病いの語りディペックス・ジャパン（以下、ディペックス・ジャパン）のウェブサイト[2]に収められたナラティヴの特徴を挙げ、何がその魅力の原点にあるかを考えてみたいと思う。

本サイトにおけるナラティヴの特徴は、以下の5点である。

① 病いを体験した患者またはその家族（すなわち当事者）が語る
② 語り手は病いの体験やそれに関連して起きたこと、感じたことを話す
③ 聞き手はきっかけになるいくつかのトピックを示すことはあるが、何を語るかは語り手の自由な選択に任せて、傾聴する
④ インタビューの映像・音声は語り手の同意を得たうえで記録し、テキストに変換したのち、語り手のチェックを受ける
⑤ 聞き手は、トピックごとに多数の患者・家族の語りを選択・分類・編集して、それをまとめ、映像やテキストをウェブサイトで公開する

病いを体験した本人（当事者）が、その苦難をどのように受け止め、そこからどのように立ち直ったか、あるいは、たとえ治癒しなくてもその病気と日々どのように向き合って過ごしているかを知る。その「ナラティヴ」の中には、深い知恵や感動がある。そこからは文字や数値でとらえられた情報では伝えることのできない、さまざまな課題や疑問を発見することができるはずである。抽出され、固定化した観念ではなく、揺れ動く心の動き、葛藤する感情も織り込まれているので、観るたび、聴くたびに新たな気づきが得られる。大勢の人たちのナラティヴに触れることで、画一化されたマニュアル的事項ではなく、さまざまな真実、多様な価値観があることを理解することだろう。

4 ナラティヴと教育

　ナラティヴの意義とその力については上にも述べた通りだが、ここでは、それが教育に及ぼす効果についてもう少し触れてみたい。教育、とりわけ医師・看護師・薬剤師など医療にかかわる人材を育てるうえで、ナラティヴの意義は大きい。

　以前に比べると、どの領域でも、習得しなければならない知識や技術の量が各段に増えた。限られた時間の中で、これらを教え伝えるためには、プリントアウトした教材を配布し、その重要事項をスライドで説明する講義が中心になり、印象に残りにくい。知識としては教え込まれても、実際の場面でこれをどのように活かし、どのように応用するかというレベルまでは考えが及ばない。そんなときに、現実の病いに苦しむ患者やその家族のナラティヴや表情が映像として添えられれば、その内容はより鮮明な記憶として残り、応用範囲も広がる。

　ナラティヴ映像のもう一つの強みは、そこに自分の感性と想像力をはたらかせることで、新たな問題を発見したり、違う角度からアプローチするチャンスが生まれ、従来型の受動的学習から主体的な学習へと、より積極的な発展につながることが期待できる点である。また、ナラティヴ映像を視聴するだけでなく一つの語りを中心に問題点の発見や解決の糸口を探るグループディスカッションを加えることで、プレゼンテーションや討論の技術を高めることもできる。医療技術ばかりでなく、人や社会とのかかわりを意識した議論も取り入れれば、心理学、社会・経済学などへと視野を広げることも可能となる。

5 語る側のエンパワーメント

　ディペックス・ジャパンのウェブサイトに収載されたナラティヴデータは、大勢の患者とその家族の協力によってまとめられたものであり、その協力なしには実現できなかったものである。新たに同じ病気に罹患する人々にとっては、病気がもたらすであろう困難や課題を予測し、その解決策を準備するのに役立つ貴重な情報となるはずである。協力してくださった方々に感謝したいと思うが、振り返ってみると、語った人々にとっても、現状を見直し、問題点を整理することで病気に立ち向かう新たな元気を生み出す効果があっ

たように思う。病いを得たことで、人生の豊かさを知ったという人々があり、その「ナラティヴ」を通じて、健康な日々を無意識に過ごしている人々がまたエネルギーをもらう、そんな循環をつくり出す作用も「病いの語り」にはあるのではないだろうか。

引用・参考文献

1）イオナ・ヒース：第 9 章　物語に寄り添って――一般診療におけるケアの継続性，ブライアン・ハーウィッツ，トリシャ・グリーンハル編，斎藤清二・山本和利・岸本寛史監訳：ナラティブ・ベイスト・メディスン――臨床における物語りと対話，金剛出版，2001，p.93.
2）認定 NPO 法人健康と病いの語りディペックス・ジャパン．〈https://www.dipex-j.org/〉

2 闘病記を用いた医療者教育
―初学者に病いを教える

四天王寺大学看護学部 和田恵美子

1 看護教育を受ける立場での体験

　学生時代に、酸素吸入器を外せない60歳代男性の入院患者を受け持たせていただいた。3週間という実習期間中、教室とは異なる学習に戸惑いを覚えながらも、学生なりに看護の一端を担わせてもらいたいと思っていた。あるとき、患者本人が書いた「夢に見るのは酸素吸入のない退院」という日記を見せてもらった。私は、自分自身の「酸素吸入下であっても、効果的に自己管理がなされ、よい病状に向かうよう」計画した学習内容を振り返り、患者が真に願うのは酸素チューブのない姿であることが脳裏をかすめることもなかった自分に愕然とした。さらに、未熟ながら、効果的であるとされる呼吸筋トレーニングを見よう見まねで患者に指導した。私が慣れない手つきで行うなか、患者はすでにその知識を十分知り得ており、のちに、学生の私に課された課題を理解し、まるで初めて行うかのように従っていてくれたことを自覚することとなった。

　もっと完璧に行いたかったとか、自分の未熟さを患者に見透かされていたことを恥じるのではない。

　自分自身の、患者という存在に対する偏った、狭い見方を自覚したことが恥ずかしかった。この病室にいる患者は、社会で出会う「健康な」大人とは別の存在で、弱く、医療者の手によって守られなければならない存在だと信じて疑わなかった自分、学生である私を傷つけることのないよう受け入れて、「酸素吸入のいらない快復を望む」患者の思いを想像しようともしなかった自分自身を恥じた。

約15年前に目にした書籍で、リハビリテーション医の上田は「患者はみな個別の存在であり、それに合わせた治療、またリハビリテーションが必要であるが、そもそも医療者は、患者の状況にバリエーションがあるということすら、はなから考えにない」と指摘した[1]。山本は、医療の問題を減らすのはEBM（Evidence-Based Medicine）であり、なお残る不確定部分を補うものは信頼関係であり、疫学的方法をケアに応用する学問、臨床疫学が必要であること、さらに医療にはその思考プロセスに加えて社会・経済学的視点が欠かせず、そのことを重視する若手が出始めていると述べた[2]。これは時を経て必要不可欠となり、2011年、臨床疫学の著書が福井によって訳された[3]。

　ここで、1冊の病いに関する書を挙げる。
　ステージⅣの膵臓がんを患い、その過程を克明に記した朝日新聞記者、野上は、自由を許されなかった中国の人権活動家、劉暁波（リウシアオボー）氏の投獄下での闘病を引き、次のように記す[4]。

> 　ある治療が最善かどうかは、その内容で決まるのではない。
> 　科学的根拠（エビデンス）を踏まえ、複数ある選択肢から自分で選び取った、という患者の納得感が必要だ。大切な人と一緒に心静かに治療に集中できる環境も。最善とは、当事者がそれぞれの価値観に沿って判断するものだ。
> 　　　　　　　　　　（中略）
> 　それでも手術に挑んでよかったと、今も胸を張れる。（中略）配偶者とよく検討し、お互いに納得して決めたからだ。

　野上は、治療の過程で自己管理が必要となった人工肛門のケアにおいて、排泄物が漏れ出てくる場面について機械的な対応をしがちな看護師の態度を指摘した。また、人工肛門を造設すると口から摂取した物が早く排泄されるが、野上はそれに合わせて内服薬の量を増減する必要があるかどうかについて疑問を抱いた。しかし、医療者からは納得のいく説明が得られなかったことを挙げた。これらは医療者から適切な回答が得られないことへのいらだちとも関連している[5]。

> 　病気になって知ったのは、すべての医師や看護師のレベルが、我々を満足させてくれるほどに高いわけではないということだ。
> 　　　　　　　　　　（中略）
> 　「自分が闘っている相手は病気ではない」と考えるようになったのはいつご

> ろだろうか。
> 　治療や仕事で関わる、決して悪意のない人たち。具体的には、その間でパターン化されてきた考え方や習慣こそ、自分を苦労させる敵ではないか、と。
> 　しかし、むやみに怒りを表に出しても、相手の成長は望めない。いつしか笑顔のコミュニケーションを心がけるようになっていた。
> 　自分が楽しくて笑っているのか。何かにあきれ、怒っているから笑顔なのか、最近よくわからない――。

　これらのことを私たちはどのように受け止め、医療者として襟を正すことにどのように活かせるだろうか。

2　闘病記には何が書かれてあるのか

　29歳の男性が、ある日突然父親の肺腺がんを宣告され、その後1年2カ月で失った体験を記した書籍がある[6]。病いという出来事が患者本人のみならず家族にも大きな衝撃を与えること、その心情のプロセスが家族間の葛藤とともに緻密な描写で描かれている。

　闘病記といわれるジャンルには、医療者自身が病いを得て記す闘病記も多い。特に印象的なのは、鍋島のものだ[7,8]。私が以前所属した施設には、闘病記のモデル文庫注があった。彼は、私が見てもわかるような全身黄疸の状況で大学を訪れ、自分の闘病記が置かれている棚を見に来ていた。彼は膵臓がんを患っていたが、2冊目の書籍に「肝臓に転移した」と記されていたことを知ったのは後になってからだった。

　闘病記は、ひとつの病いをめぐって、病気になった本人、その家族、あるいは友人、またメモや日記であった病気の記録を出版にまで至らせた友人や医療関係者によって書かれている[9]。また、主観的だといわれがちな内容に、整合性や意味の通りやすさをつけ加えるためであろう、実際にその診療にかかわった医師の監修や、治療歴が載せられることも多い。

　以前は、病いを公表することは、文筆を業とする特定の人や芸能人などに限られ、一般的にはまだまだ隠すべきものという印象が強かった。そこには、個人にまつわる不幸な出来事は公にすべきではない、という日本人の文化や社会的風土が反映されていると思われる。

　時代は変化し、身体障碍者が「書く」手段としてのワープロを得て以降、

パソコンやインターネットの発達は、「一億総表現時代」と称するような状況を生んだ。そして、医療施設を介さずとも、同じ病いに悩む療養者たちは、インターネットの世界でつながるようになった。

先の野上は次のように述べている[10]。

> このコラムでは、がん患者のレンズ越しに見えること、そこから思いめぐらせていることをつづっている。それを「闘病記」と言われると、なんだかなあ、と感じる。
> 国民の二人に一人ががんになる時代と言われる。もし病気との付き合いで私と同じように感じている人がいれば、聞いてみたい。「生きることをあきらめているとか、がん患者らしい心の葛藤を押し隠しているとか誤解されて、苦労したことはありませんか」と。

私は、修士論文、博士論文においても闘病記を取り上げてきた。そこには、突然、患った病いに衝撃を受け戸惑いながらも、自分のこととして受け止め、何とか共存していこうとする著者の生きざまが記されていることを知った。しかし、上記のように、世間一般がもつ闘病記の断片的なイメージは強い。その他の闘病記でも「これはいわゆる闘病記と呼ばれるものではない」と記すものが多い。そもそも病いのみに自らの生活を占めさせまいと文字を綴る者にとって、その行為が何と名づけられるかなどあずかり知らぬことだ。

また野上は、お笑い芸人、村本大輔氏と交流があり、体力の許す際には村本のインターネット番組にも登場し、病気を笑いのネタに昇華させる、その体験について書いている。村本が乳がんによって生命を落とした女性の映画「余命一ヶ月の花嫁」をひき、「バツ３の花嫁や結婚式場のトイレ掃除のおっさんが余命９カ月だったら映画にしたのか」と指摘したことを挙げ、「闘病もの」を求める心に潜む差別のようなものを暴き出したことに驚嘆したとある。

私自身、看護師の現職時代には、気持ちの切り替えができない下手さもあったのだろうが、医療に関するテレビ番組や、まして闘病記など目にしたいと思ったことがなかった。仕事を終えて帰宅した時間まで、病いと接する余裕がなかった。それほど現場の生の現実には、身も心も削られると感じていた。

その後、闘病記に関する研究を始めた際には、朗読の際に必ず、「お涙頂戴で、この本を読むわけではない」と付け加えた。闘病記を取り上げることが「感動ポルノ」のような印象としてとらえられることに恐怖感があった。

先に述べたようにその後の研究を通して、そもそも個人がひそかに書いていた闘病記は、公に人の目に触れることを前提としてはいなかったと知った。

　闘病記と称されるものの歴史は長く、古くは結核文学が代表的なものとなろう。ハンセン病に苦しんできた人々によって書かれてきた書物は、ハンセン文学と呼ばれた。私は25年ほど前、ハンセン病療養所長島愛生園（ながしまあいせいえん）の人々に関する介入研究（アンケートの分析調査）を行うことになった。ハンセン病に対する差別をなくすために必要なのは、まずは握手を交わし、触れ合い、お互いを知ることだと彼らから教えられた。国策とはいえ隔離という苛烈な人生を強いられてきた彼らと出会ったことは、私の人生にとって大きな意味をもたらした。

　私たちは、"専門家"として医療の世界に浸っているゆえ、病いについて、「無知であるがゆえの差別心」などはもっていないだろう。しかしむしろ、浸りすぎていて見えていないものがある。
　医療の世界は、他の世界の人たちにとって何がどのように異文化なのだろうか。そのことが問われなければ、患者との本当の隙間は埋まらないように思える。

3　初学者に"病い"というものを教える

　野上は、遺された日々を思いながら、食事という行為、とりわけ配偶者とともにする食事の時間、そしてその内容について記している[11]。抗がん剤による味覚障害の副作用についてだ。

> 　それは「味にうるさくなった」といったレベルの話ではない。舌の神経がおかしくなり、味を測る物差しが狂うのだ。
> 　　　　　　　　　　（中略）
> 　もっとも当時は、その抜け穴のように、特定の食べ物に数日間から数週間の「ブーム」が訪れることがたびたびあった。
> 　主食ならばカレー、うなぎ、ボルシチ、カップラーメン、マスずし、マグロの握り、梅と大葉ののり巻き。主食以外では、ミニトマトやサケの中骨の缶詰、コンビニのから揚げ。カマンベールチーズがむやみにほしくなった時期もある。

同じ内容は、闘病記マンガと称されるだろうか、武田一義の「さよならタマちゃん」[12]にも出てくる。彼が同じ化学療法の状況で欲したのがポテトチップスだったことを、野上の描写を読んで思い出した。

　通常われわれは、学生に、食事の機能について、「ただ食欲を満たし、栄養面での必要性があるだけではない。人とのコミュニケーションの機会であり、文化社会的背景を含むものである」「抗がん剤による味覚障害が発生する。施設における食事提供の機会やバリエーションには限界があるが、可能な範囲で好きなものを摂取してもらう。家人にも協力を得る」などと講義する。

　しかし、上記を読めばそれだけでは足りない、全く面白くないことがわかる。野上の言葉を借り、学生には食事という行為が、いかに（患者によって）一人ひとり欲するものが違うかというリアルな状況を想像してほしいと思う。そして実際に具体的な味覚を想像し、自分に引きつけて考えてほしいと思う。

　ここで、学生が臨地実習において担当させてもらう際の「患者情報」を表Ⅰ-1に記す。実習に出る前の準備段階として、学内での学習に使用する患者モデルケース、その情報といってもいい。

表Ⅰ-1　急性胆嚢炎の患者情報

A氏・50歳・男性
急性胆嚢炎のため、経皮経肝胆嚢ドレナージチューブ留置中。膵頭部がん。胆管狭窄に対して、内視鏡的胆管ドレナージ留置中。会話可能、倦怠感強くあり。車椅子へ介助にて移乗。ベッド上での体位変換については、看護師が全介助で実施。
必要なケア：バイタルサイン測定、体位変換、全身清拭、陰部洗浄、洗髪、おむつ交換、口腔ケア（血液データによって軟菜食摂取可）。

　学生には無味乾燥な紙上の模擬患者にとどまらないように、学習上の分析とともに、自分が想像した人物像をイラストで描かせる。するとその多くが、几帳面な面持ちの50歳代サラリーマンがベッド上で本やPCを前に、悩む姿を描いてくるという体験をした。あまりに似通った表現に、私たちは特定の個性を示したつもりも、またそれが大勢一致することも望んだわけではないのに、言いようのない不全感を抱いたのを覚えている。

　先の野上は、膵臓がんステージⅣで2度の手術（切除不可）、人工肛門造設（おそらくがん浸潤による腹膜炎予防）、抗がん剤治療、動脈瘤に対するステント留置（箇所不明）という病状である。それが闘病記であるゆえんであろう、医学学

習に必要な情報は圧倒的に不足しており、これのみで医療の学習ができるとは思えない。しかし、表Ⅰ-1に示されたデータを読み解く作業と、たとえば当事者の書いた文章から病状を知る作業とでは、何がどのように違うだろうか。闘病記は、昨今の刺激的な視覚情報に慣れた学生には、心に響かない活字であろうか。もっとリアルに、生の患者像を想起させるための模擬患者や、少なくとも俳優の登場する映像が必要だろうか。

表Ⅰ-1のような医療上の情報は患者像のごく一部でしかなく、闘病記を読むことは患者の全体をみようとすることにつながる、そう伝えたいと思う。

4 patient journey に寄り添う

これから接する患者の病いの体験を、前もって体験することのできない健康な学生に教える。この難しさを乗り越える方法が見つからない。

医師には共感が重要であるといわれる。科学的思考に基づき、ミスなく客観的立場に忠実であろうとすることから生まれる機械的な対応への反省としてである。しかし、ナースは違うのではないか。20代の私は「患者の日常生活上の困りごとに対して援助する」ことが基本とされる看護において、患者イコール弱者であると無意識に刷り込まれていた。それはどのような状況、人間関係の中にあっても、最後まで自分のことは自分で決める権利を患者が有するということを忘れてさせてしまう。

よほど慎重に思考を重ねなければ、患者に対して過剰に、無意識に庇護的になるがゆえに、自己決定の権利を侵し得る可能性があることに気づかない危険性がある。この自覚なしには、人生の危機的状況にある患者に対して、意思決定支援などできるはずはないと思う。

> 今回の入院で幸いだったのは、「この人は本気で働いている、プロだ」と感心する看護師に一人だけ会えたことだ。質問にかけてはプロであるはずの私が尋ねる先のことまで答えを用意し、関係者との調整を済ませている。
> 看護師は何十人もいる。「なぜあなただけ違うのですか」。入院最終日に尋ねてみると、「何かやったら患者さんがどう思うか。想像力ですかね」と控えめな答えが返ってきた。
> 患者の目線に立つからこそ、次に何を求めるか予測し、一番いい方法を考える。堅苦しい言葉で言えば「目的合理性」だ。ルーチン・ワークをこなすそぶりがまるで見えないところが新鮮に感じられた[13]。

私たちは、想像力をはたらかせようと努力する。たくさんいる患者の個別性に合わせて、必要な対応を用意し、その要望に敏感であろうと常に考えている。しかし、往々にしてそれができない。私たちは病いを知らない。長年経験を積めば、「その疾患であった」患者にはたくさん出会う。その「パターン」を知っていく。しかし、私たちは病いを患った患者一人ひとりのことを、本当は全く知らない。

> 「地獄だな、これは」と思った。
> 　3カ月前、都内の病院に入院していたある夜。隣のベッドから、オーッ、オーッと叫ぶようにせき込む声が聞こえてきた。
> 　ナースコールで駆けつけた看護師に、隣の男性がかすれ声で「痛い……」と訴える。
> 「ここ、痛いですか？」
> 「大丈夫……」
> 「あ、大丈夫ですね。何かあったら呼んでください」
> 　そのまま去っていく足音に、びっくりした。
> 　え？「ここ」以外が痛いってことじゃないの？
> 　　　　　　　　　　　　　（中略）
> 　この夜を忘れまいと、消灯後の闇の中でノートに書きつけた。
> 　なおも続く叫び声と、私。隔てているのは、風に揺れる薄いカーテンだけだ[14]。

　私たちは、患者のことをわかっていることもある。わかっていてできないことに苦しむこともある。しかし、わかっていてできなくて苦しんでいることを、おそらく意識の下に押し込めている。
　小説家は、自らの身を削って文章を書くのだと何かで目にしたことがある。闘病記が、病いの語りが、どのような範疇のものを指し、そこにどのような「効用」があるかはわからない。しかし、自らの身をもって体験したことを、加えてそれが苦痛を伴った病いである場合、文章や語りは彼らから剥がれ落ちた皮膚であり、分身であり、それらを真摯に受け止めて読む自分でありたいと思う。
　私たちはわかっていない、わかりきるはずもない、だから耳を傾け続けなければならない、病者の声に——闘病記を、病いの語りを通して、それを伝えられるのではないか。学生へのよりよい学習の提供方法を、これからも模索していきたい。

注　モデル文庫：タイトルからは何の疾病かわからない闘病記に見出しを付け、病名別に展示した数百冊の書籍群のこと。市民団体が全国図書館に作った独自のもので、その後、一般化した。

引用文献

1）上田敏・鶴見和子：患者学のすすめ，藤原書店，2003.
2）山本和利：医療における人間学の探求，ゆみる出版，1999，p.152.
3）Grobbee, DE and Hoes, AW: Clinical Epidemiology: Principles, Methods, and Applications for Clinical Research, Jones and Bartlett Pub, 2009.（福井次矢監訳：臨床疫学―臨床研究の原理・方法・応用，インターメディカ．2011．）
4）野上佑：書かずに死ねるか，朝日新聞出版，2019，p.26.
5）前掲書4），p.30.
6）小林智：父のがんを知った日から，寿郎社，2003.
7）鍋島祐次：病を与えられる，ということ，牧歌舎，2009.
8）鍋島祐次：医師が患者になるということ，新風舎，2007.
9）和田恵美子：闘病記にみる病いを物語るきっかけ，聖路加看護学会誌，7（1），2003.
10）前掲書4），p.84.
11）前掲書4），p.99.
12）武田一義：さよならタマちゃん，講談社，2013.
13）前掲書4），p.43.
14）前掲書4），p.77.

Column

「慢性の痛みの語り」から学べること

● 生々しい実体験から見出された「知恵」の宝庫

痛みはそもそも他者が理解することは難しい。特に、長く続く痛みをもつ人とその家族への支援には、身体的な苦痛を緩和するとともに、痛みに影響している心理社会的課題への難しい対応が求められる。

「健康と病いの語りデータベース」にある「慢性の痛みの語り」は、慢性の痛みをもつ本人 41 人と 5 人の家族を対象としたインタビューをもとに作られた。そこでは今まで医療者が知り得なかった、患者が体感する想像し難い痛みの様子や、日常ベースで痛みに支配される不確かな日常生活の状況など、生々しい実体験が語られている。また、医療者、家族、社会から理解されない痛みを抱え、一人で対処できず孤立して苦悩している真実が、医療者の解釈を含まないメッセージとして発信されている。さらに、「慢性の痛みの語り」は、慢性の痛みをもつ本人とその家族が痛みとどのように向き合い、対処しているのかなど具体的な事象で説明され、それは痛みを経験したからこそ見出された、「知恵」の宝庫となっている。

● 患者に真摯に向き合い、徹底的に聴くことの重要性

慢性の痛みをもつ人にとって痛みは確実に存在しているが、的確に言葉にして伝えることは容易ではない。そのため、「自分の痛みは他者に理解してもらえない」といった諦めの境地に達し、最終的には痛みを表現しなくなるという状況がある。特に「医療者とのかかわり」というトピックでは、「さじを投げられた」「痛みを否定された」という体験について語られ、医療者との信頼関係を築くことが困難となり、不安や絶望感が生じ、痛みの悪循環に陥ってしまう様子が浮き彫りにされている。

一方で、「検査値に異常がなくとも、患者の訴えを信じて患者に向き合う医療者の真摯な姿勢に触れて救われた」と語る者もおり、生物医学モデルでは説明がつかない慢性の痛みに対して最も重視されるべきことは、患者の痛みの存在を信じ、「真摯」に向き合うといった医療者の対応であることが学べる。さらに、痛みを疑うのではなく、当事者が発する特異な痛みを、たとえそれが医学書には書かれていない表現であったとしても、まず徹底的に聴くことの重要性に気づかせてくれるであろう。

臨床現場においても、医療者が慢性の痛みについて知る機会は多くない。基礎教育を受ける学生はなおさらである。彼らが、「慢性の痛みの語り」を通して、慢性の痛みをもつ当事者の内なる声を聴く貴重な機会を得て、支援のあり方を創造することが期待できる。

参考文献
・IASP subcommittee on taxonomy. Pain.1979;6(3):249-252.
　注）痛みは、「実質的または潜在的な組織損傷に結びつく、あるいはこのような損傷を表す言葉を使って述べられる不快な感覚・情動体験である」と定義されている。

自治医科大学看護学部　佐藤幹代

3 語りを使った教育が刺激・触発する医療者の資質・能力

東京情報大学看護学部 森田夏実

　私たちは、自分らしい人生の実現を目指して暮らしている。特に、病いをもちながら生活している人や家族は、治療を続けながら一瞬一瞬にさまざまな思いを抱いているだろう。そして保健・医療・福祉の専門家（以下、医療者）は、それぞれの専門性を結集したチームとして、生を受ける前から人生の幕引き、そしてその後まで、人々のケア・予防・治療・回復を支援している。

　これらの専門的支援の質を高めるために、各職種において、求められる資質・能力が明らかにされ、カリキュラムに反映されている。ここでは、医師、薬剤師、看護系人材（看護職）の資質・能力を開発するために、認定NPO法人ディペックス・ジャパン（以下、ディペックス・ジャパン）の患者の語りがどのように学習者を刺激し、資質や能力を触発していけるか、その活用の可能性を述べていきたい。

1 医療者に求められる資質・能力

1）医師

　文部科学省の医学教育モデル・コア・カリキュラム（平成28年度改訂版）[1]には、7つのコアとして、「A. 医師として求められる基本的な資質・能力」「B. 社会と医学・医療」「C. 医学一般」「D. 人体各器官の正常構造と機能、病態、診断、治療」「E. 全身に及ぶ生理的変化、病態、診断、治療」「F. 診療の基本」「G. 臨床実習」が示されている。

　今回の改訂で特徴的なことは、医師に求められる基本的な資質・能力が明記されたことであり、第1に「プロフェッショナリズム」が挙げられている（**表1-2**）。これは「人の命に深く関わり健康を守るという医師の職責を十分に自

表 I-2　医師・薬剤師・看護系人材に求められる資質・能力

医師として求められる基本的な資質・能力	薬剤師として求められる基本的な資質	看護系人材として求められる基本的な資質・能力
1. **プロフェッショナリズム** ・医の倫理と生命倫理 ・患者中心の視点 ・医師としての責務と裁量権 2. **医学知識と問題対応能力** ・課題探求・解決能力 ・学修の在り方（ねらい：科学や社会の中で医学・医療だけでなく様々な情報を客観的・批判的に取捨選択して統合整理し、表現する基本的能力（知識、技能、態度・行動）・リベラルアーツを獲得する。） 3. **診療技能と患者ケア** ・全人的実践的能力（ねらい：統合された知識、技能、態度に基づき、患者の立場を尊重しながら、全身を総合的に診療するための実践的能力を獲得する。） 4. **コミュニケーション能力** ・コミュニケーション ・患者と医師の関係 5. **チーム医療の実践** ・患者中心のチーム医療 6. **医療の質と安全の管理** ・安全性の確保 ・医療上の事故等への対処と予防 ・医療従事者の健康と安全 7. **社会における医療の実践** ・地域医療への貢献 ・国際医療への貢献 8. **科学的探究** ・医学研究への志向の涵養 9. **生涯にわたって共に学ぶ姿勢** ・生涯学習への準備	1. **薬剤師としての心構え** 医療の担い手として、豊かな人間性と、生命の尊厳についての深い認識をもち、薬剤師の義務及び法令を遵守するとともに、人の命と健康な生活を守る使命感、責任感及び倫理観を有する。 2. **患者・生活者本位の視点** 患者の人権を尊重し、患者及びその家族の秘密を守り、**常に患者・生活者の立場に立って**、これらの人々の安全と利益を最優先する。 3. **コミュニケーション能力** 患者・生活者、他職種から情報を適切に収集し、これらの人々に有益な情報を提供するためのコミュニケーション能力を有する。 4. **チーム医療への参画** 医療機関や地域における医療チームに積極的に参画し、相互の尊重のもとに薬剤師に求められる行動を適切にとる。 5. **基礎的な科学力** 生体及び環境に対する医薬品・化学物質等の影響を理解するために必要な科学に関する基本的知識・技能・態度を有する。 6. **薬物療法における実践的能力** 薬物療法を主体的に計画、実施、評価し、安全で有効な医薬品の使用を推進するために、医薬品を供給し、調剤、服薬指導、処方設計の提案等の薬学的管理を実践する能力を有する。 7. **地域の保健・医療における実践的能力** 地域の保健、医療、福祉、介護及び行政等に参画・連携して、地域における人々の健康増進、公衆衛生の向上に貢献する能力を有する。 8. **研究能力** 薬学・医療の進歩と改善に資するために、研究を遂行する意欲と問題発見・解決能力を有する。 9. **自己研鑽** 薬学・医療の進歩に対応するために、医療と医薬品を巡る社会的動向を把握し、生涯にわたり自己研鑽を続ける意欲と態度を有する。 10. **教育能力** 次世代を担う人材を育成する意欲と態度を有する。	1. **プロフェッショナリズム** あらゆる発達段階、健康レベル、生活の場にある人々の健康で幸福な生活の実現に貢献することを使命とし、人々の尊厳を擁護する看護を実践し、その基盤となる看護学の発展や必要な役割の創造に寄与する。 2. **看護学の知識と看護実践** 多様な人々の看護に必要かつ十分な知識を身に付け、個人・家族・集団・地域について幅広く理解し、アセスメント結果に基づく根拠ある看護を実践する。 3. **根拠に基づいた課題対応能力** 未知の課題に対して、自ら幅広く多様な情報を収集し、創造性の発揮と倫理的・道徳的な判断及び科学的根拠の選択によって課題解決に向けた対応につなげる。 4. **コミュニケーション能力** 人々の相互の関係を成立・発展させるために、人間性が豊かで温かく、人間に対する深い畏敬の念を持ち、お互いの言動の意味と考えを認知・共感し、多様な人々の生活・文化を尊重するための知識・技術・態度で支援に当たる。 5. **保健・医療・福祉における協働** 対象者や保健・医療・福祉や生活に関わる全ての人々と協働し、必要に応じてチームのリーダー、メンバー、コーディネーターとして役割を担う。 6. **ケアの質と安全の管理** 人々にとって良質で安全なケアの提供に向けて、継続的にケアの質と安全を管理する。 7. **社会から求められる看護の役割の拡大** 多様でしかも急速に変化しつつある社会状況を認識し、地域社会や国際社会から求められる役割を果たすことにより専門職の責任を果たすとともに、必要な役割を見いだし拡大する。 8. **科学的探究** 人々の健康で幸福な生活の実現に貢献する基盤としての看護学研究の必要性を理解し、研究成果と看護実践への活用例を具体的に知ることを通して、看護学の知識体系の構築に関心を向ける。 9. **生涯にわたって研鑽し続ける姿勢** 専門職として、看護の質の向上を目指して、連携・協働する全ての人々とともに省察し、自律的に生涯を通して最新の知識・技術を学び続ける。

覚し、**患者中心の医療を実践**しながら、医師としての**道（みち）を究めていく**」と説明され、そのねらいは、「患者及びその家族の秘密を守り、医師の義務や医療倫理を遵守するとともに、患者の安全を最優先し、**常に**患者中心の立場に立つ」となっている。

こうした患者中心の視点に加えて、「医学知識と問題対応能力」では医学知識だけでなく**さまざまな情報の統合力**が、「診療技能と患者ケア」では**全人的理解に基づいた全人的実践能力**が求められている。

表1-2には記載していないが、コア項目「C. 医学一般」の中には、人間の行動と心理を学修するねらいが示され、**人間の生涯発達**、**行動の理解**、**個人差**、**対人関係と対人コミュニケーション**などの学修内容が掲げられている。

2）薬剤師

薬学部教育が6年制になってから、薬学の研究・知識だけでなく、実際に患者・生活者に直接対応することに関する教育内容が強化されている。薬学教育モデル・コアカリキュラム（平成25年度改訂版）[2]では、コアとなる7項目は、「A. 基本事項」「B. 薬学と社会」「C. 薬学基礎」「D. 衛生薬学」「E. 医療薬学」「F. 薬学臨床」「G. 薬学研究」である。「A. 基本事項」には、薬剤師の使命、薬剤師に求められる倫理観、信頼関係の構築、多職種連携協働とチーム医療、自己研鑽と次世代を担う人材の育成、がうたわれている。

ここでは、医療者としての知識・技能・態度が示されている。たとえば、医療者として「**常に患者・生活者の視点に立ち**、医療の担い手としてふさわしい態度で行動する」、患者との信頼関係を構築するために、「患者や家族、周囲の人々の心身に及ぼす病気やケアの影響を理解」し、「患者・家族・生活者の心身の状態や多様な価値観に配慮して行動する」など、**コミュニケーション能力**や、薬剤師としての態度に関する内容が明示されている。これらの基本事項は、プロフェッショナリズムに関連しているものと理解される。

さらに、医療者である「薬剤師として求められる基本的な資質」が設定された（**表1-2**）。ここには、豊かな人間性と、生命の尊厳についての深い認識、人の命と健康な生活を守る使命感をもち、患者の人権を尊重し、常に患者・生活者の立場に立って、これらの人々の安全と利益を最優先するという、**患者・生活者本位の視点**が示されている。また、患者・生活者や他職種を相互に尊重しながら、適切な情報収集に基づき有益な情報提供が行えるコミュニケーション能力を求めている。

3）看護系人材（看護職）

　看護系大学・学部等は 2018 年 4 月には 266 校、278 課程となり、30 年の間にその数が 25 倍になり[3]、教育の大学化が進んでいる。看護学教育モデル・コア・カリキュラム（平成 29 年 10 月）[4]では、コアとなる 7 つの項目には、「A 看護系人材（看護職）として求められる基本的な資質・能力」「B 社会と看護学」「C 看護の対象理解に必要な基本的知識」「D 看護実践の基本となる専門基礎知識」「E 多様な場における看護実践に必要な基本的知識」「F 臨地実習」「G 看護学研究」がある。

　このうち、看護職に求められる基本的な資質・能力にも、医学教育・薬学教育と同様、第 1 に「プロフェッショナリズム」が挙げられており（表Ⅰ-2）、「**あらゆる発達段階、健康レベル、生活の場にある人々の健康で幸福な生活の実現に貢献**することを使命とする」と説明されている。

　一般社団法人日本看護系大学協議会（JANPU）では、上記のモデル・コア・カリキュラムおよび中央教育審議会報告書「学士課程教育の構築に向けて」[5]に示された学士力を基盤として、6 群のコアコンピテンシーを示している（表Ⅰ-3）。今回追加された、「Ⅰ群 対象となる人を全人的に捉える基本能力」は、Ⅱ～Ⅵ群の基盤となるものである。さらに、「Ⅴ群 18」が追加され、地域で生活している対象者を**生活者として全人的にとらえ**、援助関係を形成する能力などが強調されている。

4）医療者に求められる共通の資質・能力

　以上、3 職種のモデル・コア・カリキュラムで重視されている資質・能力を概観してきたが、共通するものは、**プロフェッショナリズム**、**患者中心の視点**、**患者を生活者として全人的に理解し実践する能力**、**コミュニケーション能力**、**チーム医療の実践能力**、**地域社会における実践**、**生涯にわたって学び続ける姿勢**、**各学問における科学的知識**、**科学的探究**などが挙げられる。

　これらの能力の育成に、患者の語りがどのように活用できるかについて、考えてみよう。

2　医療者教育への患者の語りの活かし方

1）患者中心の視点

　医療者は、疾病の成り立ちや経過、治療方法など、科学的知識や技術を学ばなくてはならない。これらは科学的根拠に基づいて学習する。しかし**患者**

表 I-3　看護学士課程教育におけるコアコンピテンシー

I群　対象となる人を全人的に捉える基本能力
1.　看護の対象となる人と健康を包括的に理解する基本能力
2.　人間を生物学的に理解しアセスメントに活かす基本能力
3.　人間を生活者として理解しアセスメントに活かす基本能力
4.　人間を取り巻く環境について理解しアセスメントに活かす基本能力
II群　ヒューマンケアの基本に関する実践能力
5.　看護の対象となる人々の尊厳と権利を擁護する能力
6.　実施する看護を説明し意思決定を支援する能力
7.　援助的関係を形成する能力
III群　根拠に基づき看護を計画的に実践する能力
8.　根拠に基づいた看護を提供する能力
9.　計画的に看護を実践する能力
10.　健康レベルを成長発達に応じてアセスメントする能力
11.　個人と家族の生活をアセスメントする能力
12.　地域の特性と健康課題をアセスメントする能力
13.　看護援助技術を適切に実施する能力
IV群　特定の健康課題に対応する実践能力
14.　健康の保持増進と疾病を予防する能力
15.　急激な健康破綻と回復過程にある人を援助する能力
16.　慢性・不可逆的健康課題を有する人を援助する能力
17.　エンドオブライフにある人と家族を援助する能力
V群　多様なケア環境とチーム体制に関する実践能力
18.　地域で生活しながら療養する人と家族を支援する能力
19.　保健医療福祉における看護の質を改善する能力
20.　地域ケア体制の構築と看護機能の充実を図る能力
21.　安全なケア環境を提供する能力
22.　保健医療福祉チームの一員として協働し連携する能力
23.　社会の動向と科学技術の発展を踏まえて看護を創造するための基礎となる能力
VI群　専門職として研鑽し続ける基本能力
24.　生涯にわたり継続して専門的能力を向上させる能力
25.　看護専門職としての価値と専門性を発展させる能力

（日本看護系大学協議会：看護学士課程教育におけるコアコンピテンシーと卒業時到達目標, 2018, p.6 より）

の経験もまた、患者の身体に生じた、患者にとっての真実であり正統な根拠**である。その両方が**統合**されて、人は生きている。患者（人間）中心の視点とは、年齢や健康状態、社会的・生活背景などの条件にかかわらず、すべての**人は一人ひとり存在価値**があり、**尊重されるべき存在**である、という視点である。

　ともすると医療者主導で動いてしまいがちな医療の場においては、主体は患者であるということを強く意識しなければならない。そのようなときに、患者の視点や立場で、病いや医療の体験が語られているディペックス・ジャパンの語りは、まさに患者の視点を強く意識できるものになっている。

2）患者の全人的理解と生活者の視点

　ディペックス・ジャパンの患者・家族の語りは、病いの体験を自らの意思で公開して人々の役に立てたいという強い思いや願いをもって語られている。それは、体験者にしか語れないきわめて個人的なものである。私自身も多くの患者さんに面談をするが、語られた内容をほかの看護師や学生に伝えたい、とお願いすると、どの方も「私の体験は個人的なものなので、ほかの人に役立つのかしら？」と口々におっしゃっていた。

　臨床心理学者のカール・ロジャーズは、「私を語る」の中で自身の経験を講演し「最も個人的なものは最も普遍的なものである（中略）最も個人的な感情は、他人からは理解されがたいと思いましたが（中略）われわれひとりひとりの中にある最も個人的でユニークなものが表現され、共感を得るならば、それこそが非常に深く他人の心に語りかけるところのものであると考えるようになりました」[6]と述べている。まさに、ディペックス・ジャパンの語りは、個人的な体験であるが、共感を得られるような教育的環境を提供することにより、他の患者だけでなく、医療者や医療者を目指す学生に深く語りかけてくるものとなる。

　医療者は、医療機関において病棟や外来などで**患者**の話を聴く機会があるが、彼らが**生活者**として日々生活しているなかで感じること、経験することについては、なかなか知る機会がない。また、治療を受けているつらい時期には、その経験を表現することすら難しいことがある。しかし、そのときを越えると、積み重なった経験がまとまったものになり、語ることができるようになる。ディペックス・ジャパンの語りは、時を経て生活の中で病いとともに生きている**経験が熟してきた**ときに、その人の**心の底から湧き出てきている語り**なのである。それゆえに、**生活者としての患者が丸ごと（全人的に）現れ**ている。全人的理解とは、生物的・心理社会的側面などさまざまな側面

をもつ統合された存在としてとらえることを意味し、それは**生活者という視点に包括**されるのである。

3）コミュニケーション能力

　コミュニケーションは、原則として図Ⅰ-1のように行われる。話し手（送り手）が、何かを**経験**し、それを**知覚**する。知覚したことを**意識化**して言葉などにして伝える（**記号化**）。聞き手（受け手）は、発せられた（記号化された）言葉などを五感を通して知覚し、その意味を感じ取る。感じ取ったことは聞き手の経験として知覚され、聞き手は知覚したことを記号化してさらに伝える。この繰り返しによってコミュニケーションが成り立つのである。したがって、コミュニケーション能力には、経験を知覚すること、知覚された経験を言葉にすること、言葉にされた経験を相手に伝えること、発せられた言葉を通して発信者の経験を聴き取ること、そして聴き取った経験を発信者に伝えることが含まれる[7]。

　ディペックス・ジャパンの語りを視聴することが、どのようにコミュニケーション能力を開発するのかと問われる読者の方がいらっしゃると思う。語りを教育に用いる場合、基本的には、視聴する、視聴後の感想や感じたことなどを言葉にして書き留めておく、小グループでそれらを共有する、可能なら小グループで共有したことをさらに大きなグループ（授業であればクラス全体）で発表し共有するというクラス（研修会）の組み立てを行うと効果的である。

　ここには2つのコミュニケーションのサイクルがある。1つは、個人内のコミュニケーション（intrapersonal communication）である。図Ⅰ-1でAさんとBさんが同一人物という設定を考えてみてほしい。つまり、自分自身との対話能力が求められる。自分が経験したことを、音声や文章などの言葉にして発してみる。それらを見て、自分自身の経験を確認するのである。自分の経験が自分の体の外に出て、それを聞いたり、文字として見たり読んだり（自分の耳や目に外から入ってくる）することで、自身の経験を客観的に理解することにつながる。

　2つ目は、自分と自分以外の他者とのコミュニケーション（interpersonal communication）である。グループワークなどで、他者の意見を聞いたり、自分の発言に対してフィードバックをもらったりするコミュニケーションである。これらを合わせて、最終的に、自分自身の経験を確認したり、新たな気づきを得たりしていくのである。**視聴する＝経験すること、記録する＝経験を知覚して言葉にすること、グループで共有する＝言葉にして相手に伝えることと聴き取ること**、という一連の過程の中で、コミュニケーションに必要

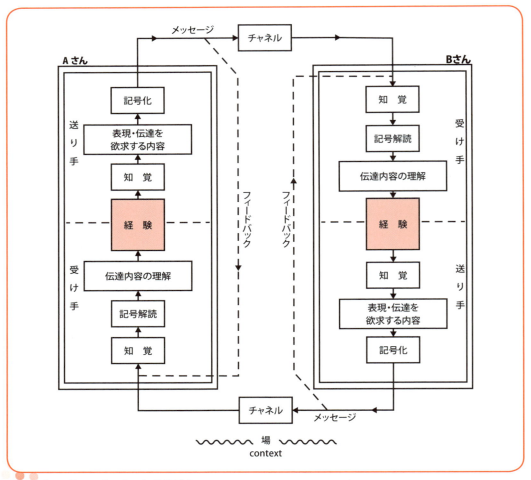

図Ⅰ-1 コミュニケーションのモデル

(森田夏実:患者指導のコツがわかる透析看護講座,第1講「事例分析」「患者の全体像」,テクノコミュニケーションズ,2007)

な能力が育まれていくと考えている。

　効果的なグループ学習は、ファシリテーションのあり方に影響される。ファシリテーションについてはp.35に詳しくあるので参照されたい。

4）チーム医療の実践能力

　語りを視聴した経験や、小グループでのディスカッションの共有は、グループメンバーへの伝え合いの機会となる。同じ語りを視聴してもグループメンバーそれぞれの感じ方は異なり、ユニークな意見や考え方、視点に気づいていく。このことは、チーム医療を実践していくうえで、さまざまな立場の理解につながっていく。

5）プロフェッショナリズム

　専門家としての使命や自覚に関する能力は、総合的な学習で獲得されていく。語りの視聴だけで開発されるものではないが、ディペックス・ジャパンのサイトでは、患者は医療者から受けたケア、対応などについても語っている。医療者とのかかわり、病院・医師の選択、治療法の選択、診断までの経過など、医療者に関する語りも掲載されている。また、教育的活用ウェブサイト（視聴には登録が必要。詳細はp.162参照）の中では、医療者の対応についての語りも集められており、これらは、医療者として患者をどのように理解していたか、その姿勢が患者にとってどのように助けになったか（その逆もある）など、生の体験として語られている。

6）科学的探究

　どの医療者教育にも科学的探究の能力が求められている。ディペックス・ジャパンのデータベースには、ウェブサイトに公開されていないものも含め、語りのすべてがアーカイブされている。データシェアリングのシステムを利用した学部生の卒業論文（p.48 コラム参照）や修士論文のデータとしての活用、また、修士課程における質的研究法の分析演習での使用、博士論文の予備調査などは、科学的探究の基礎的能力をつけるための活用として意味づけることができる。特に、面接能力が発展途上の学部生などには、優れた逐語データとしての活用が期待される。

　ディペックス・ジャパンのデータベースは、データシェアリングを通して、専門職としての科学的探究の能力開発にも貢献する可能性が大きい（p.157参照）。

3　語りの活用の可能性

　ディペックス・ジャパンの語りを教育に活用する方法は、教育に携わるさまざまな方が独自に企画し、授業や研修を展開しており、本書のPartⅡではそれらを紹介している。

　対象については、医学部、薬学部、看護学部、大学院の学生に加え、医療者への院内研修や、生涯教育など多様である。活用方法も、語りを視聴して感想を述べる、話し合う、のほかに、語り手に手紙を書く、語り手の話を総合して模擬患者用のシナリオを作成するなど、さまざまある。語りを用いる授業科目は、コミュニケーション、情報学、EMBを学ぶ演習等である。

語りの映像のみ使用したり、ディペックス・ジャパンがもつ語りの逐語録を使用する方法もある。また、卒業論文、修士論文、博士論文に活用したり、1年生から4年生まで積み重ねる方式で活用することを試みている方もいる（二次利用については p.157 参照）。

　読者の皆様には、今後、患者の語りのデータベース活用について独自の方法を創造していただき、貴重な患者の経験を有効に活かした「患者中心の医療」の実現を、ともに目指していきたいと考えている。

引用文献 ●●

1) 文部科学省：医学教育モデル・コア・カリキュラム（平成28年度改訂版），2016.
2) 文部科学省：薬学教育モデル・コアカリキュラム（平成25年度改訂版），2013.
3) 日本看護系大学協議会：看護学士課程教育におけるコアコンピテンシーと卒業時到達目標，2018.
4) 文部科学省：看護学教育モデル・コア・カリキュラム～「学士課程においてコアとなる看護実践能力」の修得を目指した学修目標～（平成29年10月），2017.
5) 文部科学省中央教育審議会：学士課程教育の構築に向けて（答申），平成20年12月24日.
6) カール・R・ロージャズ著，村山正治編訳：人間論，岩崎学術出版社，1967, p.32-33.
7) 森田夏実：患者指導のコツがわかる透析看護講座, 第1講「事例分析」「患者の全体像」, テクノコミュニケーションズ, 2007.

4 「人の語り」は医療の鏡
―人間理解を深めるディスカッションを

社会福祉法人新生会　中村千賀子

　ここでは、医療に携わる人々は「人の語り」を鏡として人のいのちの意味を知り、自分の構えを見つめ、ディスカッションを通して人間理解を深めることができるということをお伝えしたい。「人間についてのディスカッション」ではなく、「人間理解を深めるディスカッション」。議論ではなく、互いに理解し合う「対話」としてのディスカッションである。人間をモノとして外から眺め情報を集め判断するのではなく、その人に迫って<u>その人を大切にそのまま知ろうとする医療者</u>の育成に「語り」を活用してほしい。

　人間といっても、とらえ方はさまざまだ。ここでは、人間は一人ひとり独自の「人格」をもち、その人格の成長は他の人格との相互関係、対話を通してのみ起こるという考え方を大切にしつつ、「語り」を活用して「人間理解」とともに「人間の成長の体験的理解」を目指すコツを考えてみたい。

　語りに触れて人は自らも語る人になり、人生の意味を見出し、新しい生き方を創り出す。人は常に成長の過程にあることを「語り」のデータベースの視聴をきっかけに体験してほしい。語りは、人を成長させるのである。

1　プロフェッショナル教育を支える基本

　ここでは、認定NPO法人健康と病いの語りディペックス・ジャパンの映像を、医療者教育において人間理解を深めるディスカッションに活用する際の基本を提案したい。

　①人へのアプローチ、②語りの意味、③映像の活用までに学習者が獲得しておきたい基礎知識、そして、④ディスカッションを支えるファシリテーションのあり方、⑤ディスカッションの評価法である。

この提案は、人の語りの視聴を「感動した」などの感情の吐露で終わらせたくないためである。「もののあわれ」を深く感じることは素晴らしい。人の語りから、プロフェッショナルとしての聴き手がどの情報をどのように得て、どのように整理するかはとても大切だ。しかし、それ以上に、現場では、相手が語りたいと思ってくれる関係を創ることが鍵となる。それこそが人々の健康と幸福を守るプロフェッショナルとしての力である。そのためにも、医療者は、人に向かう姿勢、人間観を整理しておく必要がある。語りを聴かせてもらえたとしても、専門家としての理論と姿勢をもたなくてはプロフェッショナルのケアを行うことは難しい。

2 人へのアプローチ：問題中心か、人間中心か

　あなたは人に向かうとき、何を大切にするのだろう。ある問題を抱える人間は皆同じ、その問題を人間一般の問題とし、人から切り離した問題だけを考える「問題中心のアプローチ」をとるだろうか。それとも、人間は一人ひとり皆、他の人に成り代われない独立した人格をもつ存在だから、問題は同じように見えても「問題を抱えるその人」はほかの人とは異なるので十把一絡げにはせずに、その人に特有の問題としてかかわる「人間中心のアプローチ」を選ぶだろうか。どちらをとるかで、人や問題の扱い方は変わる。

　ところで、皆さんはインターネットでの買い物の後、関連商品の広告が届き始めた経験をおもちだろうか。米国の巨大スーパーは、顧客の購買履歴のビッグデータから、無香料性のスキンローション、特定のサプリメントと大きめのバッグの同時購入者は妊娠の可能性が高いとして、該当者にベビー用品のクーポンを送った。その対象となった女子高生の場合、父親がクーポンをきっかけに娘の妊娠に初めて気づき裁判にまで発展したとか[1]。

　ここで注意すべきは、実際に妊娠していた人のほかに、該当者の中には必ず「妊娠していない人」も一定割合で存在する点だ。これが科学的方法とされる<u>問題中心</u>のとらえ方。多くのデータ、平均値をもとにした統計処理には必ず「断り書き」があり、予測された現象は95％の確率で起こるが、5％には起こらない。これが「科学の考え方」であり、科学の誇る95％の再現性なのだが、西洋医学には、この科学によって、95％の人を救ってきたという自負がある。

　さらに、平均値というものについて、虫歯を例に考えてみよう。歯科検診の結果、A地区の子ども一人の虫歯の数は平均3.5本、B地区では1.3本だっ

たとしよう。両地域の食生活の違いなどを調査すれば、予防対策は確実に進むだろう。しかし、ここで大事なことは、3.5 本という値である。実際の子どもの虫歯は1本とか2本で数え、0.5本の虫歯というのはあり得ない。3.5本は平均値、子ども全員の虫歯数の和を人数で割った理論上の本数であり、そこには本物の人間も虫歯もない。ヴァーチャルである。問題を人間から切り離して解決法を探す問題中心のとらえ方の欠点だ。もちろん、多くの人間をとりあえず均質と考え、科学的思考で原因に迫れば、標準治療の整備はできる。でも、もし、私が不幸にも5％の側の人間だったらとの不安も生まれる。

　生きている一人ひとりの人は、計算能力では人工知能にはかなわない。しかし、人間は、言葉を使い、すべてのものに「意味」を与える高度な抽象的思考を日常的にこなしている。「現在」ばかりか、過ぎ去った「過去」、まだ体験していない「未来」についても、約束したり、語り合ったり、夢をもつことさえできる。同じ環境や状況にあっても、一人ひとり、独自の生き方、考え方、感じ方をもって、将来に向かって自分らしい人生を生きていく。それが「世界でたった一人の人」、平均値からは知ることのできない「私」。この世の中にたった一人の、自分の人生に意味を見出そうとしている「その人」に無心に迫り、その人からの語りをこぼさず、想いの意味を受け取る。その人に向き合い、ケアを届ける、それが、私に語ってくれているその人を大切にする「人間中心のとらえ方」だろう。

　かつては数学者で、後に現象学で名を馳せたエトムント・フッサール（1859-1938）の主張を以下に引用しよう[2]（下線は筆者による）。

> 　学問一般が、人間の生存にとってなにを意味してきたか、またなにを意味することができるか（中略）19世紀の後半には、近代人の世界観全体が、もっぱら実証科学によって徹底的に規定され、また実証科学に負う『繁栄』によって徹底的に眩惑されていたが、その徹底性たるや、<u>真の人間性にとって決定的な意味をもつ問題から無関心に眼をそらさせる</u>ほどのものであった。単なる事実学は、単なる事実人をしかつくらない。

　フッサールにとっては、人間が意識の中で客観世界の像をどのように構成し、確立してゆくかがとても大切だった。この目標を達成するのは以下のような場合だと述べている[3]。

> 　<u>前もって与えられているものを受け入れることなく、また伝来的なものをも少しも発端として通用させることなく、さらにいかに偉い名前でもそれによっ</u>

> て眩惑されることなく、むしろ諸々の問題そのものやそれらから惹起される諸要求に対しての何のこだわりもなく沈潜し、それによって諸発端を獲得しようと企てることである。

　これは看護教育の中で大切にされる現象学的なアプローチ、「世界を見ることを学び直すこと」を指す。生きられているままの、人間の体験のもつ意味を探求しようとする試み、現象学的方法[4]である。
　これこそ、再現性が特徴の「科学（サイエンス）」の視点とは異なり、この世の中にたった一人の私の一回限りの人生、「お一人様一回限り」が得意な「アート」であるいのちにふさわしい迫り方だろう。この世にたった一人の語りに向かい合うとき、生きているその人は決してビッグデータで扱いきれない、と覚悟を決める必要がある。「アート」と「サイエンス」は、どちらも医療には欠かせないが、お一人様一回限りのアプローチをもっと大切にしてもよいのではないだろうか。

3 語りの意味

　宮部みゆきは、「英雄の書」の著者インタビューで「全ての物語の原型はギリシャ悲劇やシェークスピアによって書き尽くされている。ただ、同じ物語でも、書き手が違えば全く違った物語になるし、読み手が変われば、その物語の解釈は異なり、読み手の数だけ物語はあることになる。人間はみんな「物語」を作る存在だと思う」と述べている。
　語りとは「語らされる」ものではなく、相手のかかわり方によって「この人にならば話してみたい」と思って初めて話されるものだ。語りは、聴き手次第、信頼できる関係の中に生まれる。すでに印刷されている小説でさえ、読み手（聴き手）のさまざまな解釈を通して書き手（話し手）の語りが理解される。ましてや、面と向かって語る人の語りは、その場にいる「語り手」と「聴き手」の二人の「出会い」で新しく生まれる芸術（アート）である。
　先に引用のフッサールに教わったハンナ・アーレント（1906-1975）は、デンマークの小説家カレン・ブリクセン（アイザック・ディネセン名義で執筆。1885-1962）の「どんな悲しみでも、それを物語に変えるか、それについて物語れば、耐えられる」という言葉を折に触れ引用し、「個々の事件や物語へと脱線し、多くの解釈が混在する「物語」よりも、理路整然とした論証のほうが理解しやすい、という知的先入見あるいは慣習のようなものがある。

表 I-4　話し手と聴き手が経験すること

○話し手は
- ある「聴き手」に話して（伝えて）みたいと思う出来事を経験している
    ⇒相手を選んで話す（自分を大切にしてくれる相手＝信頼関係）
- 過去の出来事を回想して、自分にとって重要な部分をつなぎ合わせて話し（伝え）始める
    ⇒自分の耳にも聞こえるので再体験することも
- 経験した出来事に自分なりの意味を感じてはいても、意識しきれていないこともある
    ⇒自分で話した言葉で自分の考えや思いを意識化し、意味の再発見になることもある
- その出来事に自分なりの思いを込めて話すことで、そのときに感じていた不安や恐怖を改めて味わうこともある
    ⇒話すことでストレスを放すことになったり、相手にそのままわかってもらえたとストレスが和らぐこともある
- 「聞き手」との関係の中で「今、ここ」での感情が起こってくる
    ⇒相手の態度によって自己尊重感や信頼感、勇気が生まれ、新しい世界を生き始める

○聴き手は
- 話し手からの語りをもとに自分の過去の出来事を振り返ることがある
    ⇒自分のこれまでの生き方を知る機会になることがある
- 過去の出来事の回想を通して、自分にとって重要な部分と他者にとって重要なものの違いを知ることがある
    ⇒自分の価値観を振り返り、自分のこれまでを吟味することがある
- 話し手が伝えてくれた出来事にまつわる思いを聞く
    ⇒不安や恐怖の人生に及ぼす影響を知ることがある
- 「話し手」との関係の中で「今、ここ」での感情が起こってくる
    ⇒互いの態度によってそれぞれに生まれてくる自己尊重や信頼感、他者理解を体験的に学ぶ
- 深い信頼関係で結ばれた関係を体験する
    ⇒自己尊重が深まり、自分（の生き方）を変える勇気を得て、新しい世界を生き始める

しかしそれだけでは人間の経験の意味を救い出すことはできない」[5]、「**自分の人生を語ることが、人生に意味を与えるために必要不可欠な行為**だ」と考えていた。まさに「**生は一つのナラティヴである**」[6] という主張である。

さらに、戦場からの帰還兵、性的虐待を受けた女性や子どもなど過酷な情況からのサバイバーについて「心的外傷と回復」にまとめたジュディス・ハーマン（1942-）は、心と体に深い傷を負った人々のその心的外傷の中核には、孤立（isolation）と無援（helplessness）があり、そのトラウマからの回復は、有力化（empowerment）と人との絆の再結合（reconnection）が不可欠で、その時に欠かせないものが物語の再構成だ[7]、という。

このように、人は自分自身に問いかけ、それを言葉にして他の人に語ることで、自分自身のいのちに新しい意味を見つけ、今までとは違う新しい世界に生き始める。この、自らに問いかける、語る、生き始める、の一連の繰り返しは、患者、虐待や戦争からのサバイバーも含め、すべての人間にとって、それぞれの成長という大切なプロセスとして不可欠である。

聴くだけに終わらず、それを聴いた者が自分を見つめ直し、吟味し、新たな行動変容を起こすもの、それが語りである。その信頼関係にあずかり、ここで語り始める語り手にも、また、聴き手にも行動変容が起こる。それが、人間の成長を唯一、起こすとされる「人格的相互関係」としての対話である。話し手と聴き手について表 I-4 にまとめておこう。

4 語りを活用する学習者に必要な基礎知識

　ここでは、語りの映像を活用するまでに、学習者が獲得しておきたい基礎知識[8]について紹介する。

1）人格を備えている人間[9]

　人間には、次の特徴をもつ「人格」が備わっているとする考え方がある。
- 一人ひとり独自な存在であって、他の人に成り代われない（非譲渡性）
- 自分自身に気づくことができる（自己発見）
- 自分で選び、決めることができる（自己選択・自己決定）
- その決定に責任をとることを知っている（自己責任）
- 他の人格との相互関係（interpersonal relationship）の中でのみ成長できる
- informed consent の基本にはこの人格の概念がおかれている

2）人間観と心理学の変遷[10]

- フロイトらによる精神分析学的心理学の人間観：人間は無意識の心の世界をもち、ホルモンなどの生物学的刺激や、社会的刺激に**反応する存在**（a reactive being）であると考える
- ワトソンらによる行動主義的心理学の人間観：人間のとらえ方から、外から見えない心の働きなどを極力排除する。外界からの刺激に反応して適応的行動をとる、刺激に**反応する存在**（a reactive being）と考える。

　この2つの心理学では、過去の出来事が重要な影響力をもつとされる。

- 第3の心理学といわれる人間学的心理学・実存的心理学：人間は常に**生成（成長）の過程**（a being in the process of becoming）にあり、一人ひとり独自な**人格**を付与されている。人間は過去に受けた刺激や、現在の情況を超えて、生きる意味を見つけ、未来にも生き続ける意思をもつ。

　現在では、この3つの心理学は互いに排除し合うのではなく、広い人間観として統合されつつある。どの人間観を選ぶかはあなたに任されている。皆さんはどのような人間観をもつ人にケアされたいだろうか。

3）健康の定義

> Health is a state of complete physical, mental, and social well-being and not merely the absence of disease or infirmity.（WHO；1948）

第二次世界大戦後、WHOは、戦後の各国の保健衛生に資するため、人間の身体的・心理的・社会的側面の統合をも含めた健康の定義を発布。なおcompleteは<u>完璧</u>という意味ではなく、その後に続く3つの側面が<u>互いに補い合って</u>安寧な状態であれば、との意味である。

　その50年後の1998年には、以下の太字の文言の加筆がヨーロッパ、アラブの諸国から提案された。

> Health is a **dynamic** state of complete physical, mental, **spiritual** and social well-being and not merely the absence of disease or infirmity. （1998提案）

　dynamicは健康と病気は連続しているという意味。また、mentalは、心理テストなどで測定できる側面ととらえ、改めて個人の信念や信条、価値観、生きがいなどを意味するspiritualの加筆が発議された。これは人間の重要な一面だが、開発途上国の施策などでは数値化の難しい目標ともされ、現在まで改定は行われていない。地球規模で高齢化、メンタルヘルス、緩和ケアなどが問題となり、加筆部分に対しての関心は高まりつつある。

　キューブラー・ロスは「死ぬ瞬間―死とその過程について」[11]で、否認、孤立、怒り、取り引き、抑うつに続いて、死の受容が起こるとした。その後のホスピスの広がりから、死にゆく人々へのケアでは身体的痛み、心理的不安、社会的な問題のほか、霊的ケアが大切であるとの考え方が生まれ、G.Engelによる人間モデル bio-psycho-socio model[12]や、WHOの健康の定義への影響もみられた。

4）人間モデルの変遷

　人間モデルには以下のようなものがある。

Bio-medical model

Bio-psycho model

Bio-psycho-social model

Bio-psycho-socio-spiritual model

　社会の変遷により、狩猟採集時代から農業革命、産業革命、そして情報革命を経て、その時代における主な疾病は変化し、医療には、幅広い人間観、人間モデルが求められてきた。現在、残された病いは、メンタルヘルス、歯科疾患など、生活習慣が深くかかわる多因子性疾患といわれ、行動変容に欠かせないspiritualへの配慮は必須となってきている[13]。

5）病気と疾病、健康と健全

「患者は**病気**に苦しむ。医者は、**疾病**を診断し、治療する」[14]。アイゼンバーグのこの言葉は、現在でも新鮮だ。病気を診ずして病人を診よ、にも通ずる。問題中心ではなく、人間中心のアプローチ、幅広い人間観への要請だろう。

ナイチンゲール[15]は、「看護覚書」（1859）で「病気とは全て治癒への過程である」と「健康」の概念を喝破した。病原菌も知られていない時代、深い人間への理解力と丁寧な観察眼を通して、自然治癒力に気づきそれを高める方法を探り、一般家庭の婦人向けにケアの原点をまとめている。

健康（health）とは、病気がないだけではなく、不都合な状態があっても、身体、心理、社会的側面が互いに補い合って（complete）安寧な状態（well-being）であるとされる。一方、健全（intact）とは、「心身ともにすこやかで異常のないこと」「ものごとに、欠陥やかたよりがないこと」とある（広辞苑）。

人間は誕生したときから死ぬまで不都合や問題を抱えないではいられない。生物であれば誕生時の健全さの維持は不可能だ。人は不都合が起きれば、さまざまに考え、工夫し、問題を抱えながらも新しい生き方を創造し、サバイバルを試みる。常に成長し続ける人格をもつ人間の「いのち」の営みである。社会医学研究者のフォックス[16]は、健全さを求める臓器交換に経済活動が大きく関与し始めたと知り、落胆のあまり「臓器交換社会」を著して後、輝かしい研究者生活に終止符を打った。この人間としての健康と、健全との違いも理解しておくことが必要である。

6）人間のコミュニケーションのインパクト

メラビアン[17]は、会話で伝わる情報（インパクト）を100％として、チャンネル別に伝わる情報量を示した。

Verbal 文字にできる言葉　　7％
Vocal　音声など　　　　　 38％ ｝100％
Visual 表情やジェスチャー　55％

福島智（東大先端研バリアフリー分野）[18]は、テレビのニュース番組の1分間の画像、音声、文字の各チャンネルのバイト数を測定し、情報の伝わる量が文字データ1に対し、音声データは2000倍、画像データは50000倍あったと報告した。さらにバイト数だけではなく、他者の助けを得てのコミュニケーションの言葉からは、言葉以上の、生き物のように動く豊かな世界が提供されるとし、文字・言葉の一般的な意味だけではなく、文脈、その言葉を選んだ人から滲み出す**意味**が伝わってくるとも述べた。

同じ文字で表される言葉にも、使い手によって多くの意味が含まれる。話

表1-5 ファシリテーターが備えるべき5つの態度

解釈的態度 (interpretative attitude)	相手の話を聞いて、教え、指示したりすること。相手の話す内容や問題の意味をこちらの考え方で解釈する。相手にこちらの考え方や判断について考えさせることにもなる。
評価的態度 (evaluative attitude)	相手の話を聞いて、自分の価値観や尺度で判断、評価すること。「大きすぎる」「正しい」など、善、悪、正、誤の区別をする。相手は判断、批判されたと感じることがある。
調査的態度 (probing attitude)	相手の話や問題を明確にするために質問をする。わからないこと、知らない情報を詳しく知ろうとするので、話し手の会話の方向や内容をコントロールすることにもなる。
支持的態度 (supportive attitude)	相手に保証を与え、相手が感じている痛みへの同情や、強い感情を和らげ、緩和し、安心させ、落ち着かせようとの気持ちから、慰め、励ましたりすること。
理解的態度 (understanding attitude)	相手が話した内容、感情、考え方などを、評価、批判、非難なしに、そのままわかろうとしていることを示そうとすること。こちらが**わかったこと、理解したことを、相手に言葉にして確かめていくこと**。相手をそのまま理解したいと思う気持ちから生じる。聞き手が、話し手をそのまま理解しているかどうか、自ら試す意図をもって、話し手に応える態度。この態度には、次の態度も不可欠とされる[9]。 ●受容的態度：相手の知・情・意などを、**あるがままに受け入れて**いこうとする態度。 ●許容的態度：相手が、**安心して自由に話すことができる**ような雰囲気をつくる態度。

(E. H. Porter, Jr., : An Introduction to Therapeutic Counseling, Oxford, England: Houghton Mifflin.1950.)

し手が伝えきれないもの、聴き手がこぼしてしまう情報はたくさんある。だからこそ、聴き手は、自分とは異なる相手である話し手を尊重するには、話の内容のみならず、表情などで伝わる感情にも「私のこの理解でよろしいか」と、「**言葉に表現して確かめ直す行為**」を重ね続けていきたいものだ。

5 ディスカッションを支えるファシリテーションのあり方

ウェブ上の語りの視聴では、語り手本人との相互作用はない。そこで、語りの視聴時のディスカッションや対話のクラスでは、ファシリテーターによる学習者への人格的相互作用のあるサポートが重要になる。互いに理解し合うことで人間としての成長が起こることを体験的に理解してもらうためだ。

まず、ファシリテーター自身が**学習者を一人の人間として尊重する**こと。発言のみならず、そこにいるメンバーの心の働き（知・情・意）も含めてそのまま理解するよう心がけたい。

語りの視聴を通して人を大切にすることを学ぶには、クラスで「今ここで、

表 I-6 人格的成長の分析基準表

関与対象 \ 心理的状態	心理的自由度			
	stage1 不自由 （頑固性） 抽象的、理論的表現	stage2 （混乱と動揺）	stage3 （苦悩と閃き）	stage4 自由 （柔軟性） 具体的、体験的表現
自己	・研修への期待や不安 ・トレーナーやメンバーへの依存	・知的、情緒的混乱 ・行き詰まりと暗黒 ・自己の価値観の動揺と崩壊	・苦悩する自己 ・煩悶と焦燥 ・瞬間的気づき	・未来への不安と決意の共存 ・新しい自己への気づき ・人生への積極的創造的態度 ・勇気と決断
他者	・他人に対する判断（批判、評価、同情） ・他人に対する不満感	・他人の言動も感情も理解困難 ・他人の言動の注釈	・他人やグループに対する許容的、受容的理解 ・他人の感情の理解	・他人の内的世界の受容 ・他人に対する尊敬と感謝
その他	・方法、技法、アプローチなどに対する批判 ・自己の価値観への固執	・理論も技法も理解困難 ・自己の価値観による理論的解釈	・理論の知的理解、技法に対する迷い ・自己の価値観への固執からの解放	・理論や技法ではなく人間中心であることへの知的理解

（小林純一・下司昌一・早乙女紀代美，他：マイクロ・ラボラトリー・トレーニングにおけるグループ・プロセスの分析研究─MLT の特徴に関する考察（3），相談学研究，11（2），1978．p.74 を一部改変）

考え（知）、感じ（情）、希望していること（意）を、メンバーにわかってもらえるように話してみる」ことから始めてはどうだろうか。自分の知・情・意をメンバーに伝えると、人格的相互関係は深まり、信頼が醸成され、互いに新しい世界を発見する「成長」の体験的理解が起こることが経験的に知られている。医療行為に欠かせない「自分を語ることのできる信頼関係の構築」は体験的に理解し、学ぶしかない。

　ファシリテーターは、学習者を人として尊重しようと心がける必要があり、自分の発言がどのように受け取られたかチェックできるポーターの **5つの態度**[19]が有効だろう（表 I-5）。自分自身の相手への発言の **意図** と **実際の発言** との一致、不一致に気づくことができ、ファシリテーターとしての課題がはっきりするだろう。

6 ディスカッションの評価方法

　語りを視聴すると学習者はさまざまな感想をもつ。その感想を「記名式・自由記述」で終了時に提出してもらい、クラスの評価とすることもできる。

話せてよかった、こんなことに気づいた、これからこうしたい、疑問、批判など、感想文だけでもクラスやファシリテーターの評価に有効である。

　学習者がクラス全体でのディスカッションの時間をどのように過ごしたかを感想文から知る分析法[20]を表Ⅰ-6に挙げておく。メンバーやファシリテーターの人間関係が窮屈だった、安心して過ごせたなどの感想の各文章を表に当てはめて検証する。表の左から右にいくほどに心理的自由度が増し、関与対象に「自己」「他者」が増えると、自己発見、自己受容、他者理解など人格の成長プロセスが起こってくるというのがマイクロ・ラボラトリー・トレーニングの仮説である。クラスを重ねるごとに感想文の対象も「その他」だけでなく、「自己」や「他者」に広がり、その内容も心理的に不自由な状態での記述から、混乱を超えて少し光が見えて自由さの増した状態での記述に変化すれば、グループダイナミクスという点からもメンバーに成長が起こっているともいえる。

7　生きている人間同士のかかわり

　人の語りは、人にいのちの意味を伝え、人格の成長をもたらしてくれる。語る本人と直接的な相互関係が得られない語りのデータベースも医療に不可欠な人間理解の力を育てる教材になる。学習者はクラスメンバーとの、"今、ここで生きている人間同士としてのかかわり"を通して、本来は話し手と聴き手の両者によるアート作品である語りをきっかけに、互いの理解を深め、人間関係による成長を享受できるからである。この人格的相互関係の中でこそ、語りを鏡とした人間尊重と人間理解の体験的学習が進んでいくのである。

引用文献

1) 山本龍彦：おそろしいビッグデータ―超類型化AI社会のリスク，朝日新書，2017.
2) E.フッサール著，細谷恒夫・木田元訳：ヨーロッパ諸学の危機と超越論的現象学，中公文庫，1995, p.20.
3) E.フッサール著，佐竹哲雄訳：厳密な学としての哲学，岩波書店，1969, p.118.
4) Anna Omery: Phenomenology: a method for nursing research, Advances in Nursing Science. 1983 jan; 5(2): 49-64.
5) 矢野久美子：ハンナ・アーレント―「戦争の世紀」を生きた政治哲学者，中公新書，2014, p.216.
6) ジュリア・クリステヴァ著，松葉祥一・椎名亮輔・勝賀瀬恵子訳：ハンナ・アーレント―「生」は一つのナラティヴである，作品社，2006, p.95.
7) ジュディス・L・ハーマン著，中井久夫訳：心的外傷と回復，増補版，みすず書房，1999.
8) 日本医学教育学会倫理・行動科学小委員会 / 準備教育小委員会編：人間学入門―医療のプロをめざすあなたに，南山堂，2009.
9) 小林純一：カウンセリング序説，金子書房，1979.
10) 小林純一：人間関係とカウンセリング，渡辺三枝子監修：患者との接し方―看護活動とカウンセリング，

へるす出版，1987.
11）E・キューブラー・ロス著，鈴木晶訳：死ぬ瞬間―死とその過程について，読売新聞社，1998.
12）G. Engel: The need for a new medical model: A challenge for biomedicine, Science, New Series, vol.196, 1977, p.129-136.
13）JT. Cassel: "Physical illness in response to stress" in Levine and Scotch ed.: Social stress.Aldine, Chicago, 1970, p.189-201.
14）L. Eisenberg: Disease and illness. Distinctions between professional and popular ideas of sickness. Culture, Medicine & Psychiatry, 1977;1(1):9-23.
15）F. Nightingale: Notes on Nursing, 1860, D. Appleton and company, NewYork.
16）レネイ・フォックス，ジュディス・スウェイジー著，森下直貴ほか訳：臓器交換社会―アメリカの現実・日本の近未来，青木書店，1999.
17）Mehrabian A, Ferris SR : Inference of attitudes from nonverbal communication in two channels. J Consult Psychol. 1967 Jun ; 31(3) : 248-52.
18）福島智：平成 19 年度入学式祝辞．〈https://www.u-tokyo.ac.jp/ja/about/president/b_message19_03.html〉［2019.11.4 確認］
19）E. H. Porter, Jr., : An Introduction to Therapeutic Counseling, Oxford, England: Houghton Mifflin.1950.
20）小林純一・下司昌一・早乙女紀代美，他：マイクロ・ラボラトリー・トレーニングにおけるグループ・プロセスの分析研究―MLT の特徴に関する考察（3），相談学研究，11（2），1978.

5 「患者の語り」の教育的活用の現状
―アンケート調査をもとに

認定NPO法人健康と病いの語りディペックス・ジャパン　射場典子

1 「患者の語り」の教育的活用の経緯

　2009年に、認定NPO法人健康と病いの語りディペックス・ジャパン（以下、ディペックス・ジャパン）による最初のデータベース「乳がんの語り」を公開した。このデータベースの目的の一つに、医療者や医療系学生等への教育的活用が挙げられており、公開に先立って当法人の主催する公開フォーラムやNPOのウェブサイト、または医療系学会等での広報を通じて、全国の医療系の教員による教育的活用が始まった。初年度は、専門学校が1、大学が16、大学院が5、継続教育の場が1で、計23の教育・研修場面で活用され、教員と学生・研修生への調査が行われた[1]。

　古いデータとなるが、ディペックス・ジャパンが直接、学生・研修生（以下、受講者）に行った唯一の調査であるので、概要を紹介したい。

　23の教育・研修場面で「乳がんの語り」を視聴した受講者1,132人より回答が得られた（回収率：85.2％）。性別は、男性が224人（19.9％）、女性が904人（80.1％）で、学年内訳は、1年生87人（7.8％）、2年生213人（19.1％）、3年生471人（42.2％）、4年生279人（25.0％）、大学院生25人（2.2％）、社会人42人（3.8％）であった。調査では、**表Ⅰ-7**に示した9項目について5件法（大変そう思う～全くそう思わない）で回答を求めた。回答の理由や感想については自由記載とした。なお、23の活用のうち、15が看護系の授業・研修での活用であった。

　9項目の平均得点（1.0～5.0）は4.22（SD：0.54）で、どの項目においても70％以上が「大変そう思う」または「ややそう思う」と回答していた。学年別で比較すると、大学院生が最も高く、次いで1年生が高かった（**表Ⅰ-8**）。

表I-7　学生・研修生に対する調査項目

① 「データベース」は、授業内容を理解するうえで役立ったか
② 新たな学びや気づきが得られたか
③ がんという病気について理解が深まったか
④ 患者の闘病生活を理解するうえで役立ったか
⑤ 患者の感情や気持ちを理解するうえで役立ったか
⑥ 自分が医療者としてどのように患者とかかわるかを考えるうえで役立ったか
⑦ 「データベース」に関心がもてたか
⑧ 学習意欲が高まったか
⑨ 今後ウェブサイトを利用し、他の患者の語りを視聴したいと思ったか

表I-8　9項目の平均得点の学年別比較

学年（人）	平均点（SD）	p
1年生（70）	4.42（0.58）	
2年生（208）	4.30（0.49）	
3年生（453）	4.25（0.56）	*** **
4年生（278）	4.08（0.51）	*** **
大学院生（25）	4.60（0.37）	***
社会人（39）	4.28（0.54）	

$**p < 0.01$, $***p < 0.001$

　大学院生は、現場での経験を踏まえたうえで患者の語りの意味を深く考察することができることが高い評価につながったと考えられる。1年生にとっては、大学に入学して、直接実習などで患者に触れる機会がない時期に、患者を知ることができるリアルな教材としてデータベースが有用であったと示唆された。

　また、データベースに関する要望や理解しにくかった点、データベースを視聴することのよくない面について述べた意見だけを抽出してみると、「一つの語りが短すぎて理解しにくかった」「より多様な病気・性別・心理の語りが見たい」「聞き取りにくい箇所は字幕がほしい」という意見のほか、「つらくて見たくない人もいる」「病気が怖くなった」といった個人的な不安・苦痛や、「自分に対応できるか不安」という医療者としての不安も挙げられていた。

2010年以降は、「前立腺がんの語り（2010年〜）」「認知症の語り（2013年〜）」「大腸がん検診の語り（2014年〜）」「臨床試験・治験の語り（2016年〜）」「慢性の痛みの語り（2018年〜）」「クローン病の語り（2019年〜）」を順次公開した。これらの語りは、社会資源として広く活用されることを期待しているが、語りが誤用されたり、改変されたりしないよう、教育・講演・研究目的で活用する際には利用許諾に関する事前連絡をお願いしてきた。2009年度から10年間の利用申し込みの推移は図I-2のとおりである。当初、データベースに対する教員の認知度が低く、利用件数も伸び悩んでいたため、「健康と病いの語りデータベース」の教育的活用のさらなる普及を目指すことを目的に、2013年にワーキンググループを発足させ、活動を始めた。

　その第一弾として、岐阜大学が主催する第48回医学教育セミナー（2013年5月京都開催）にて、「患者の語り（ナラティブ）で医学教育が変わる」という2日間（計8時間）のワークショップを行った。データベース上に集められ公開されている患者の語り（ナラティブ）の教育的意義を伝え、わが国の医療者教育により広く活用されることを期待し企画した。初日は実際に患者の語りを用いた模擬授業を実施し、二日目はEBM／NBMと医学教育についての問題提起を踏まえて、どのように医学教育の中に患者の語り（ナラティブ）を位置づけ、教材として活用できるかをグループで議論した。

　以後、当法人主催で教育ワークショップを年1回開催してきた（表I-9）。テーマを見ると、「患者の語りで医療系教育が変わる」から「患者の語りが医療者教育を変える」へと、より積極的に語りの力を患者主体の医療に結び付け

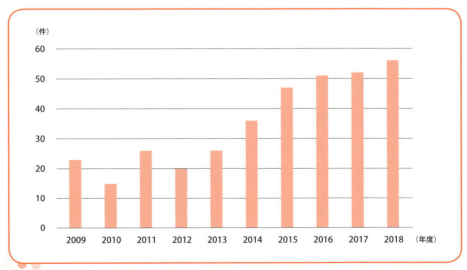

図I-2　データベース利用申込数の推移

表Ⅰ-9 ディペックス・ジャパンによる教育ワークショップ

開催年月	テーマと内容
2013年10月	患者の語り（ナラティブ）で医療系教育が変わる!! ―健康と病いの語りデータベース（DIPEx-Japan）の教育的活用―
2014年10月	患者の語り（ナラティブ）で医療系教育を変える!! ―患者と医療者の協働をどう実現するか？―
2015年10月	患者の語りから授業を作ろう!! ―患者と医療者のコミュニケーションに焦点を当てて―
2016年10月	患者の語り（ナラティブ）が医療者教育を変える ―医療者教育におけるナラティブの意義を考える―
2017年10月	患者の語り（ナラティブ）が医療者教育を変える ―患者と医療者のコミュニケーションや両者の視点の違いについて考える―
2018年10月	患者の語り（ナラティブ）が医療者教育を変える ―ディペックス・ジャパンで公開している語りを用いたさまざまな教育事例―

ていくことを意識したものに変化している。また、ワーキンググループが中心となって、語りの教育的活用の広報を目的として、日本医学教育学会大会での報告・ブース設置、日本看護学教育学会学術集会での報告・交流セッション運営を行うことで、近年、利用申込数が増え、少しずつデータベースの存在が知られるようになってきたことを実感している。

2　教育的活用の現状

　ここからは、2018年度の語りの教育的活用に対する実態を紹介する。利用申込数は56件で、学生教育を目的とした活用が60％以上で、うち看護系が8割近くを占めていた（図Ⅰ-3）。これは、活用が始まった2009年度以来同じ傾向を示している。市民向けには認知症サポーター養成講座を含む4件の認知症に関する講演・研修が含まれていた。利用を希望するデータベースは、乳がんが31件、認知症が20件、慢性の痛みが8件、前立腺がんが7件、臨床試験・治験が4件、大腸がん検診が2件であった（複数の利用希望あり）。利用申込者に対しては例年、教育的活用の実際に関するアンケートを依頼しており、33件の回答（回収率：59％）を得た。以下、33件の回答から把握した活用状況である。

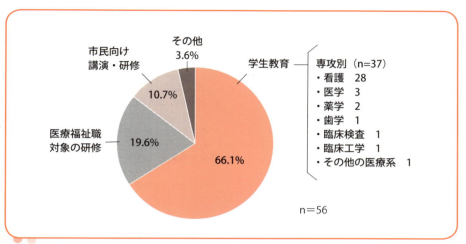

図 I-3　活用目的別申込件数

1）活用された授業の概要

2018年度は、全体で2,428人が患者の語りを活用した授業・研修を受講した。33件中23件が大学生（うち18件が看護系）、1件が大学院生、5件が一般市民、5件が医療者を対象に、**表 I-10** に示したとおり、幅広い領域で活用されていた。

また、語りを授業・研修に活用した目的としては、①患者の体験を理解する（キーワード：ありのまま、全人的理解、多角的、多様性、身体的・精神的・社会的、気持ち、思い、ストレス、スピリチュアル、生活上のニーズ）、②医療者の役割・あり方を考える、③患者の体験を聞く・心で感じることを学ぶ、④患者の体験とリンクさせて授業・研修内容の理解を深める、という内容にまとめられた。

表 I-10　活用された授業・研修の領域

領域		n
看護（22）	がん看護	6
	成人看護学（慢性、緩和ケアなど）	7
	看護情報学	3
	地域ケア・公衆衛生	2
	その他の看護	4
認知症関連		3
コミュニケーション関連		2
予防医学		2
チーム医療		1
研究法		1
その他のテーマ		2
合　計		33

表Ⅰ-11　活用された語りのトピック（乳がんの語り）

カテゴリー名	トピック名	n (%)
生活	からだ・心・パートナーとの関係	7 (13.7)
生活	家族の思い・家族への思い	6 (11.8)
発見	診断されたときの気持ち	6 (11.8)
発見	治療法の選択・意思決定	5 (9.8)
治療	抗がん剤・分子標的薬の治療	5 (9.8)
発見	乳がん検診	5 (9.8)
発見	病院・医師の選択	3 (5.9)
発見	異常の発見	3 (5.9)
発見	診断のための検査	3 (5.9)
生活	周囲の人との関係	3 (5.9)
治療	補完代替療法	2 (3.9)
治療	放射線療法	2 (3.9)
治療	リンパ浮腫	1 (2.0)
合計		51

2）活用の実際

　実際の授業での語りの活用方法はさまざまであったが、大きく分類すると、「講義や研修の内容の理解を深める事例として視聴（13件）」「グループディスカッションのトリガーとして視聴（13件）」「個人ワークの題材として視聴（7件）」であった。このうち、動画・音声で視聴したものが30件で、テキストのみで語りを紹介したのは3件であった。e-learningの教材として視聴した方法と、反転授業の形をとり、事前に個人に語りを選んで見てもらってから授業を行った2件以外は、授業の中で同じ語りを全員に見てもらうという方法をとっていた。

　1回の授業で活用した語りの数は平均3.96で、範囲は1〜12と授業の内容によってややばらつきがみられた。また、活用された語りのクリップ（映像・音声）の総数は103で、活用頻度が高かった語りのトピックは、乳がんでは「からだ・心・パートナーとの関係」（表Ⅰ-11）、認知症では「診断されたときの気持ち（家族介護者）」であった（表Ⅰ-12）。

表Ⅰ-12 活用された語りのトピック（認知症の語り）

カテゴリー名	トピック名	n（%）
介護者になるということ	診断されたときの気持ち（家族介護者）	9（45.0）
認知症になるということ	診断されたときの気持ち（認知症本人）	2（10.0）
認知症になるということ	本人からのメッセージ	2（10.0）
認知症の診断と治療	症状の始まり	2（10.0）
認知症の症状とどうつきあうか	心配の種：お金・火の元・運転・触法行為	2（10.0）
認知症になるということ	認知症と向き合う本人の思い	1（5.0）
認知症になるということ	病気と仕事のかかわり	1（5.0）
認知症の症状とどうつきあうか	認知機能の変化：記憶・時間・空間・言語など	1（5.0）
合計		20

　個々の語りの活用頻度をみると、多くて4～5件でどれかに集中するという傾向はなく、さまざまなクリップが活用されていた。また、活用されたクリップを語り手別にみると、乳がんは20歳代に診断を受けた語り手No.41、42や、授乳中に発症して再発を繰り返している語り手No.14による語りが割合多く活用され、認知症の語りでは症状の経験や認知症に向き合う思いを語っている本人No.04、05、11や、家族介護者とともに公開されている語りが多く活用されている傾向がみられた。

表Ⅰ-13 授業・研修の評価方法

方法		n
記述（14）	ミニッツペーパー	6
	レポート	6
	リフレクションペーパー	1
	リアクションペーパー	1
アンケート		11
特に評価しなかった		7
グループディスカッションの記録		1
合計		33

　評価方法については、ミニッツペーパーやレポートなど何らかの形で考え

や感想を記述してもらう方法をとっていた（**表Ⅰ-13**）。

3）教材としての有用性・利便性

　回答として記述されていた受講者の反応は、①学習の動機づけ（＝映像のある語りの視聴は表情や様子が伝わり学習の動機づけとなっていた）、②医療者としての態度・倫理観の育成（＝今後、どのような医療を目指せばよいのか考える機会となっていた）、③患者理解の深まり（＝病いの経験、患者の身体面のみならず家族や社会的な側面への影響や、その多様性と患者のもつ力に気づけた）、④共感性の高まり（＝患者の思い・気持ちを想像することに役立った）、⑤内省的思考の促進（他人事ではない、自分だったらどうしようかと考えさせられた）などにまとめられた。

　「語りが教材として役立ったか」「語りデータが教材として使いやすかったか」という2つの設問に対しては、5件法（5:大変そう思う～1:全くそう思わない）で回答を求めたが、有用性については平均4.76、利便性については平均4.03という結果であった。

　例年、概ねよい評価を得られており、「医学部学生、特に低学年は患者様の声を聴く機会はほとんどないので、生きた教材として貴重だと思う」「語りの内容も充実しており、単にゲストスピーカーを呼ぶよりも効果的な授業ができた」といった意見が聞かれた。しかし、一方で「語りの内容が古くなっているものもあるので、語りが更新されるとよい」「動画1つだけだと「患者さんはこうなんだ」という印象が強く残るような気がするので、さまざまな視点の動画を複数組み合わせることは重要」「トピックと実際の語りの一部が、必ずしも完全に一致していないことがあると、学生にとっては何に焦点をあてて聞けばいいか迷うところがあった」という意見も聞かれ、今後、内容の検討が必要である。

　また、これまでも利便性については、「複数のトピックを横断的に用いて語りを視聴したい場合に、データがまとめられていないと語りから語りをつなぐ際に場がもたつく」「語りがテーマごとに分かれて編集されており連続していないので、1つ終わるごとに画面を切り替えなければならない」などといった意見があった。これに対して、「資料」（p.153）で紹介している「健康と病いの語り」教育的活用ウェブサイト（会員専用サイト）では、マイページ機能を活用できるため、授業での活用がスムーズになると思われる。

3 今後の課題

　患者の語りの教育的活用は、この10年で学会やワークショップを通じて徐々にではあるが、広がりをみせてきた。ここ数年、利用申込の半数以上が新規の申込者という状況が続いている。データベースは7種類が公開され、医療系学生に対する活用に限らず、「認知症の語り」を中心に一般市民向けの講演での活用も増えてきている。また、「障害学生の語り」「心不全の語り」「医療的ケア児の家族の語り」のインタビューが進行中であり、「糖尿病の語り」についても取り組みを始めようとしている。新たに語りがデータベースに蓄積され、教材としての選択肢が増えていく。

　どのようなときにどの語りを選択すればよいかは、効果的な授業を行ううえで重要であり、それぞれの教員が試行錯誤して実際の教育事例を更新していくことが必要となる。本書でその教育事例の一部を紹介できたことは、さらなる活用方法の発展につながるものと期待している。

　このデータベースの使いやすさは、豊富な語りの中から多様な授業目的に合わせて教材を選べる点にある。教員は、自分の授業に合わせて、自由にデータベースの語りを選択して使っている。語りは一つのコンテンツとして、授業の中で学生に「このこと」を学んでもらおうという各教員の文脈の中に位置づけられており、語りが効果的に教材として活用されていた。しかし、一方で患者の語りを届ける側として、語り手の文脈やストーリー（ナラティブ）を大切にした形で、患者の経験について学べる「教材としての語り」の制作や教育プログラムを検討することが課題となっている。

　現在、「健康と病いの語り」教育的活用ウェブサイトでは、通常のウェブページでは公開されていない教材用のロングバージョンの語り（20分程度）を公開している。これは、当事者の経験の全人的理解を目指して、内容を検討し編集したものである。

　今後は、さらに目的や対象を絞って語りの活用による有用性の検証を行うことや、現行のカリキュラムに合わせた教材開発を行うことで、より多くの教育機関や研修の場面で語りが活用され、患者主体の医療の実現に向けた一助となることを願っている。

引用文献

1) 平成19～21年度厚生労働科学研究費補助金がん臨床研究事業総括・分担研究報告書「がん患者の意向による治療方法等の選択を可能とする支援体制整備を目的とした、がん体験をめぐる『患者の語り』のデータベース」（研究代表者：和田恵美子・大阪府立大学），p.23-27.

Column

卒業研究におけるデータシェアリングの活用

● 学生の関心事や研究目的に合致したデータをシェア

　私の大学では、看護を体系的に探究し、主体的に看護の課題に取り組む体験を通して研究的思考を養うことを目標に、最終学年で卒業研究に取り組む。6月に学生の関心事により担当領域・教員が決定し、12月には卒業論文を提出することになる（2018年度より11月半ばに変更）。その間にも、総合実習や授業があり、実質、約3カ月で仕上げなければならないというタイトなスケジュールである。また、医療現場の研究では倫理審査が求められるため、審査に要する時間を考慮すると、当事者への調査は困難であり、ほとんどの学生が文献検討でまとめているのが現状である。

　私が担当した学生は、「多様なライフスタイルをもつ壮年期の女性乳がん患者のボディイメージの変容」について個人の体験を詳しく知りたいという関心事があり、闘病記を探したが、該当する新しい文献の入手が困難であった。そこで、ディペックス・ジャパンのデータシェアリングを学生に紹介し、9月にデータシェアリングを申請後、承認を受け、「乳がん患者の語り」データベースから、研究目的に該当する3人分のデータをシェアリングすることになった。この3人は、既婚、未婚、子どもの有無といった背景、乳房切除術、部分切除術、同時再建術などの術式が多様であり、学生の研究目的に合致したものであった。

　10月末に分析途上のデータを持参し、実際にインタビューを行ったディペックス・ジャパンの担当者の方にインタビュー時の状況を確認し、解釈の妥当性を検討した。3月末にはデータを返却し、成果物をPDFで提出した。

● 当事者の語りから得られるもの

　学生は、濃密なデータを読み込むだけではなく、インタビューのごく一部ではあるが、公開されている語りの映像・音声から、当事者の体験世界の理解が深まったようである。そして、分析途中でインタビュー実施者からインタビュー時の状況を聞く機会があることで、その人の語りの意味をより深く考察することができた。

　また、インタビュアーとのやりとりを読むことで、当事者の語りを引き出すインタビューの方法や、聴くことの大切さ、当事者一人ひとりにはその人にしか語ることのできない物語があることなどを学んでいた。

　実際の研究過程では、研究協力者をいかにリクルートするか、どのようにデータを収集するかというのは重要な局面である。しかしデータシェアリングではその過程を体験することはできない。自分の研究目的を達成するために、データシェアリングが妥当な方法なのかを学生に考えてもらうことも重要である。

※データシェアリングについてはp.157を参照。

聖路加国際大学大学院看護学研究科　**高橋奈津子**

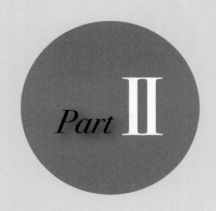

Part II

患者の語りを活用した医療者教育

- 事例に登場する「患者の語り」や「語り」とは、ディペックス・ジャパンによって編集された、病いの体験についてのインタビュー映像や音声(クリップ)を指す。各クリップは1〜3分程度の短いものであり、ウェブサイトで視聴できる。

- ここで紹介した「語り」(クリップ)には、添付のQRコードからアクセスすることができる。

- 各事例に添えられた「ディペックス・ジャパンからのメッセージ」は、「患者の語り」教育的活用担当者による。

1 病い体験・家族関係・就労などから患者を全人的に理解する
—「社会学」「福祉社会論」の教材としての活用

患者の全人的理解を深める

日本医科大学医学部 菅野摂子

　筆者は日本医科大学医学部医学科で、2017年4月より「社会学」（計23回）を、2018年9月より「福祉社会論」（計10回）を担当している。この両方の授業で認定NPO法人健康と病いの語りディペックス・ジャパン（以下、ディペックス・ジャパン）の「語り」を教材として用いていることから、活用の概要と今後の課題を報告する。

1 患者の語りを導入した意図

1）医学教育モデル・コア・カリキュラムを踏まえて

　2001年、文部科学省設置の「医学・歯学教育の在り方に関する調査研究協力者会議」により、「モデル・コア・カリキュラム」として医学教育の指針が示された。その後2回の改訂を経て、2016年に「医学教育モデル・コア・カリキュラム平成28年度改訂版」[1]が発表された。キャッチフレーズは「多様なニーズに対応できる医師の養成」であり、「国際的な公衆衛生や医療制度の変遷を鑑み、国民から求められる倫理観、医療安全、チーム医療、地域包括ケアシステム、健康長寿社会などのニーズに対応できる実践的臨床能力を有する医師を養成することを意識したものである」とされている。
　このカリキュラムには、団塊の世代が後期高齢者となり、国民の3人に1人が65歳以上となる2025年問題、そして医学教育のグローバルスタンダードの起点となる2023年問題が影響している。2023年問題とは、北米（アメリカ、カナダ）以外の医学部出身者が米国で研修するための認定機関である"ECFMG（Educational Commission for Foreign Medical Graduates）"が、「2023年の受験者から、その出身医学部が世界医学教育連盟（World Federation for

Medical Education；以下、WFME）が決めた国際医学教育基準（グローバルスタンダード）に沿った医学教育プログラムの認証を得ていない場合は、ECFMG Certification を出さない」と 2010 年に声明を出したことであり、日本の医育機関はすべてこの基準での認証を受けていなかったため、カリキュラムの見直しが開始された[2]。ここで、WFME の Global Standard をみると、行動科学、社会科学、生命倫理、法医学が掲げられており、「改訂医学教育モデル・コア・カリキュラム」の「A．医師として求められる基本的な資質・能力」の 9 項目[注1]において上記の 4 つのスタンダードは大いに意識されている。

　筆者が担当する社会学は、この 4 つのスタンダードでは社会科学に該当するが、文系の学生に教える社会学の内容をそのまま講義するだけでは、「多様なニーズに対応できる医師の養成」という目標には到達できない。まずは、社会学がこうした医療人を育成するために貢献できることとは何なのか、考えなくてはならない。

2）医療人のための「社会学」とは

　社会学は個人と社会の関係を解きほぐし、さまざまな角度から社会を観察し解釈する学問である。ここで対象とする社会は、疫学データや患者調査など医療が扱うマスレベルの社会もあれば、個人の主観に軸足をおいたミクロレベルの社会もある。とりわけ近年、個人の語りを質的に分析する質的研究の成果が社会学領域のみならず医療分野でも蓄積されるようになってきた。

　医療者になる過程について、星野[3]は「対象を（生活者ではなく）「患者」と診るモードを身につける過程といっても過言ではない」（カッコ内筆者）と指摘し、他方で人々が病んだり障碍を抱えたりすることが本人や周囲の人々にとってどういうことなのかというナラティブ、すなわち語りが意味することは、「この日常世界の社会関係を生きる生活者の領域に属する事柄である」（傍点筆者）という。したがって、「病者のナラティブを個人の心理的問題と位置づけ対処しようとするならば、その本来の意味を見失うことになり得る。病いの物語を語るのは個人ではなく、語り手の口を借りた人間関係すなわち社会なのである」[3]と指摘する。

　星野の指す「語り手の口を借りた社会」を患者のナラティブから読み解くことは、社会学教育であるとともに、患者を生活者として措定し直し、患者を全人的かつ包括的にとらえる医療者教育にもなり得る。「患者中心の医療」が標榜されるなか、「改訂医学教育モデル・コア・カリキュラム」においても、「患者中心の視点」「コミュニケーション」「患者中心のチーム医療」といった項目が盛り込まれている。

上記の理由から、筆者は「社会学」、さらに制度や政策まで射程を伸ばした「福祉社会論」でも、患者や患者家族など病いの当事者による語りを教材としている。

もちろん、患者の個別性への理解、さらに、よりよい医師－患者関係を築くための思考力を養う目的もある。患者や家族の語りを医療者教育全般に用いるメリットとして、個々の当事者の苦悩に対する理解の深まり、疾患や障碍に対する理解の深まり、当事者に対するイメージ・価値観の変化、当事者に対する共感や感情的な反応、当事者から見た当事者と周囲との関係性に対する理解、医療者としての姿勢や医療・看護・社会の在り方、自分自身への省察の7点が挙げられている[4]。

このようなメリットを当該の科目において十分に活かすため、講義の中でディペックス・ジャパンのナラティブを以下のとおり位置づけることとした。

2 「社会学」の授業における患者の語りの活用

1) 科目の教育目標とその中での語りの位置づけ

「社会学」は1年次生の必修科目である4つの教養科目（医療人類学、法学、哲学、社会学）の一つである。学生の希望を第3希望まで確認したうえで定員との関係で振り分けているため、必ずしも全員が社会学への関心が高いわけではないが、近年、社会学者がテレビやインターネットなどで発言するのを目にするようになったためか、初回の授業のコメントペーパーには社会学の講義に対する期待が書かれることが増えてきた。

シラバスでは、下記の教育目標を掲げている。
①社会学の基本的な考え方、方法論について説明できる。
②社会学の各論を学ぶことによって、現代社会の問題点と課題について考察できる。
③医療社会学の知見をもとに社会における医療の機能を俯瞰し、医療者、患者、患者家族、市民、保険者などさまざまな立場から医療について考えることができる。

具体的には、一般教養を想定した「社会学」全般に関する講義を前半に行い、そのうえで後半部分では医療社会学の知見を近年話題になっている医療問題に呼応する形で紹介する。授業計画は表Ⅱ-1のとおりである。

表のとおり、ディペックス・ジャパンの「健康と病いの語り」は第19回および第20回の講義で利用している。それ以前に、社会保障制度の大枠を

表Ⅱ-1 「社会学」の授業計画

	回数	テーマ	概要
社会学全般	1	ガイダンス	社会学とはどういう学問か「個人と社会」
	2	社会学の基礎	親密性と公共性
	3	現代社会論Ⅰ	労働と働くことの意味
	4	現代社会論Ⅱ	消費の目的と変容
	5	現代社会論Ⅲ	複雑化する環境問題
	6	現代社会論Ⅳ	エスニシティと宗教
	7	現代社会論Ⅴ	メディアと社会変容
	8	現代社会論Ⅵ	ジャーナリズム：ニュースの作られ方
	9	現代社会論Ⅶ	知らず知らずのうちにあるジェンダー
	10	現代社会論Ⅷ	家族という考え方
	11	現代社会論Ⅸ	生殖に関わる医療技術
医療社会学	12	日本の医療制度（1）	日本の社会保障制度と国際比較
	13	日本の医療制度（2）	国民皆保険と保険者・保険料・保険給付
	14	日本の医療制度（3）	地域医療と医師不足
	15	医療専門職の役割（1）	医療における専門家支配と分業
	16	医療専門職の役割（2）	感情労働と自己規制
	17	病気の概念（1）	意味付けとしての病と病人役割
	18	病気の概念（2）	病気行動と慢性疾患
	19	経験としての病い（1）	患者が語る病いの経験：ディペックス・ジャパンの紹介
	20	経験としての病い（2）	患者が語る病いの経験：ディペックス・ジャパンの視聴
	21	医療と社会（1）	医療化と予防医療
	22	医療と社会（2）	健康至上主義と死の医療
	23	医療と社会（3）	薬害について考える

（日本医科大学 2018 年度シラバスより）

　理解し、医療社会学の基本的な理論である専門家支配や病人役割、さらに医療者を含む対人サービス業の感情労働について学ぶ。慢性疾患と病気行動、そして慢性の病いについて病人が語ることに関する医療人類学からの考察も踏まえたうえで、実際に病いをめぐるさまざまな語りを視聴する、という流れになっている。
　まず、第18回の授業終了時に、第19回と第20回の予告をし、あらかじめ視聴しておくように指示する。第19回の授業では、前半にディペックス・ジャパンの活動とデータベースの内容を紹介し、医師との関係について語っている各疾患の語りをいくつか視聴する。患者は医療者に何を求めており、よりよい医師－患者関係とはどういうものなのか、各自関心のある疾患および年代のインタビュイーを選んで記述する。
　第20回では、グループワークを行う。あらかじめ筆者が、教育的活用ウェブサイト（p.162参照）で用いられている語りの中から、医師についての語りを2つピックアップする。全員でこれを視聴した後、グループごとに、患者の表情や態度から、患者がどういう人物か想像し、患者が語る医師の「医療者としての姿勢」について話し合い、グループ発表、質疑応答を行う。この

1　病い体験・家族関係・就労などから患者を全人的に理解する　53

2回のワークにより、患者の訴えにはさまざまな背景があることを理解し、家族や職場、それを支える社会全体へと学生の関心が広がることが期待できる。

この後、社会との結びつきの強い予防医療や健康至上主義、終末医療について医療社会学の立場から議論を進め、最後に医療の負の歴史についてサリドマイド禍を例に薬害の授業を行う。

2）患者の語りを導入した授業の展開

履修者数は42人であり、先述したとおり2回の授業で取り上げた。

■第19回　経験としての病い①「患者が語る病いの経験：ディペックス・ジャパンの紹介」

①ディペックス・ジャパンの沿革と活動を簡単に紹介する。
②「認知症の語り」を例に、データベースの構成と「ウェブ拍手」機能などを示す。
③患者からみた医療者とのかかわりについて、乳がん2人、前立腺がん1人、大腸がん検診1人の語りを紹介する。

乳がんの語り	治療法の選択・意思決定

再発予防のための治療が間質性肺炎の誘因になったのかもしれないと思うと、情報を前もって知った上で、自分で治療を受けるかどうか選べたらよかった（女性、診断時：51歳、インタビュー時：56歳）

乳がんの語り	セカンド・オピニオン

セカンド・オピニオンを活用し、いろんな意見を総合しながら、判断するようにした（女性、診断時：39歳、インタビュー時：44歳）

前立腺がんの語り	治療経過にともなうPSA値の変化

全摘しても再発する可能性があるとネットで知り、後悔したくないので医師がなんと言おうと3ヶ月に1回PSA検査を受けるようにしている（男性、診断時：62歳、インタビュー時：63歳）

| 大腸がん検診の語り | 二次検診を受けないでがんと診断される |

医師が「もっと早く来たらよかった」といったので、転移して手遅れなのかと思ったがそうではなかった。しかし、自分の不注意で発見が遅れたことで、家族に迷惑をかけた（男性、診断時：60歳、インタビュー時：62歳）

④なぜ患者の語りが大切なのか、説明する（前回、EBMとNBMについて学習しているので、それを復習する）。

⑤授業内課題：ディペックス・ジャパンの全サイトから、医療者について語っている語りを選び、患者が医療者に何を求めているのか、そこで望ましいのはどのような関係性だと考えるか、B5判のリアクションペーパーに記述する。

〔語りの選択で留意したこと〕ディペックス・ジャパンの紹介なので、疾患、ジェンダー、年齢、語りのテーマができるだけ多様になるように選んだ。臨場感を重視して、映像のある語りを対象とした。

■第20回　経験としての病い②「患者が語る病いの経験：ディペックス・ジャパンの視聴」

①医師との関係について語っている前立腺がんの男性患者Aさんと潰瘍性大腸炎の女性患者Bさんの語りを聴き、（1）患者は何を思い何に涙しているのか、（2）自分はこの患者をどう思うか、（3）患者が語っている医師の対応についてどう思うか、の3点について各自がワークシートに記入する[注2]。

【Aさん／教育的活用サイト／前立腺がん】男性、診断時：57歳、インタビュー時：60歳（2008年2月）、首都圏在住。前立腺がん。

【Bさん／教育的活用サイト／潰瘍性大腸炎】女性、発症：23歳、インタビュー時：49歳、九州地方在住。女性。潰瘍性大腸炎全大腸型。

②ワークシートをもとに、各グループのリーダーが発表する。
③発表を終えたグループのサブリーダーが質問をして、議論をする。
④教員が総括する。

〔語りの選択で留意したこと〕ウェブサイトに公開されている語りは比較的短く切り取られている。ここでは、患者と医師との関係性を病気の進行に沿った語りのストーリーから解釈することが目的なので、教育的活用の候補の中から患者の思いがストレートに伝わり感情表現が豊かな語りを選んだ。

3 「福祉社会論」の授業における患者の語りの活用

1) 科目の教育目標とその中での語りの位置づけ

「福祉社会論」は2年生の必修科目である。医療をめぐる社会保障制度に加え、地域包括ケアの例として認知症への社会的支援にも目を向ける。なお、講義は2回連続して行われるため、週に1日2コマで5週間となる。教育の目標は下記の通りである。

①医療を中心として、現行の社会保障制度の基本的な構成を説明できる。
②高齢社会における福祉・ケアについて自分なりの視点をもつ。
③福祉分野における今日的課題を、社会・経済的条件の変化と結びつけて把握し説明できる。

これらの目標を達成するための授業計画が**表Ⅱ-2**である。

第1回と第2回で、社会福祉の基本的な考え方と、医療にかかわる社会保障制度の概要を説明する。その後、福祉を社会の中で相対的に分析する福祉

表Ⅱ-2 「福祉社会論」の授業計画

回数	テーマ	概要
1	福祉とは何か	福祉の概念を整理し、その基本的性格を検討する。
2	制度としての福祉	日本の社会保障制度を概観し、特に健康保険制度について理解する。
3	福祉と福祉社会学	福祉社会学の方法と対象を学ぶ。
4	病者と貧困問題	福祉の対象である「貧困」と病いの関係について考察する。
5	病いと家族	病気（がん・炎症性腸疾患など）にかかった時、家族との関係はどのように変容するのか、ビデオ教材を用いて考える。
6	病いと就労	病気（がん・炎症性腸疾患など）にかかった時、仕事は継続できるのか、ビデオ教材を用いて考える。
7	「認知症」という病い	福祉領域でのケアが特に必要とされる「認知症」について病気の実際とケアのシステムを概観する。
8	認知症ケアパス	地域連携：認知症ケアにおける地域連携を病診連携を中心に考察する。
9	生活者としての認知症患者	ビデオ教材を用いて、認知症患者が何を経験し何を望んでいるのか、介護保険をはじめとする現行のケアシステムとの齟齬を考察する。
10	総括	

（日本医科大学 2018年度シラバスより）

社会学の説明および福祉の（古典的な）対象である貧困問題について講義をする。その応用編として、「病いと家族」および「病いと就労」をテーマに、ディペックス・ジャパンの映像を用いて当事者の抱える困難とは何なのか考察する。第7回〜第9回では、福祉の今後を構想するうえで重要な地域包括ケアについて、認知症ケアを例に厚生労働省の施策などを学び、問題点と課題を整理する。その中で認知症の当事者の抱えるさまざまな問題を知るためにディペックス・ジャパンの「認知症の語り」を用いることとした。

第10回の総括では諸事情により語りを使う時間配分などを変更した。

2）患者の語りを導入した授業の展開

履修者は126人であり、先述のとおり3回の講義で患者の語りを利用した。

■第5回　病いと家族：病気にかかった時、家族との関係はどのように変容するのか

①家族による介助・介護の現状とこれまでなされてきた議論について整理し、家族による介護・介助の問題点を指摘する。
②家族社会学の知見を援用して多様な家族があることを示す。
③介護者として、妻を介護する夫、夫を介護する妻、親を介護する子どもの「語り」を視聴し、さらに、闘病中の家族との関係性について語った乳がんの語りを紹介した。

認知症の語り	介護と仕事のかかわり	

家のローンがあるし、妻の介護費用もかかるので働かざるを得ない。介護と仕事の両立は大変なことというより、そうしないと成り立たない状況にある（インタビュー時：60歳、関係：夫（妻を介護）、診断時：妻52歳、介護者51歳）

認知症の語り	介護と仕事のかかわり	

父が倒れて、内定をもらっていた百貨店への就職をあきらめ、手っ取り早く稼げる仕事に就いた。不動産業はノルマが厳しいが収入がいいので選んだ（インタビュー時：34歳、関係：長女（実父を介護）、診断時：実父64歳、介護者27歳）

| **認知症の語り** | 介護と仕事のかかわり | |

夫婦でコンビニを経営していたが、妻の体調変化をみて、何かあれば後悔してもしきれないと、コンビニを閉めた（インタビュー時：67歳、関係：夫（妻を介護）、診断時：妻62歳、介護者63歳）

| **認知症の語り** | 介護と仕事のかかわり | |

私が夫の世話をすることができるので、ヘルパーさんはつけられないと言われたが、支援があれば働きに出ることもできるはず。家庭科の男女共修を進めてきた立場からは不満が残る（インタビュー時：64歳、関係：妻（夫を介護）、診断時：夫59歳、介護者60歳）

| **乳がんの語り** | 家族の思い・家族への思い | |

診断当初、早く子どもたちに成長してほしいと焦っていたが、2人が高校生、中学生となり、焦りが消えた。中々言えなかった「将来、孫の世話してあげるね」と言葉に出せた（診断時：35歳、インタビュー時：46歳）

| **乳がんの語り** | 家族の思い・家族への思い | |

母子2人暮らしだが、20代の息子は男なので、乳がんになった気持ちをわかってもらうのは難しく、心細かった（音声のみ）（診断時：51歳、インタビュー時：53歳）

〔語りの選択で留意したこと〕家族介護者の選択で気をつけたのは、仕事を続けざるを得なかった、やりたいことよりも収入の高い仕事を選んだ、介護のために仕事をやめた、など、多様な語りを集めることだった。妻が夫を介護する際にサービスが受けにくいことを訴える人の語りも入れた。他方で、自分が病気になった人は、子育てを焦った、子どもと気持ちが通じない不安感を語った人を選んだ。理想的な家族像というより、社会や家族との葛藤など、当事者のリアルが伝わる語りを選んだ。

■第6回　病いと就労：病気にかかった時、仕事は継続できるのか
　①職場の健康管理を知るために「労働安全衛生法」を説明する。
　②病気を治療しながら働くことの問題点を整理する。
　③厚生労働省「がん患者の就労や就労支援に関する現状」「がん患者のお

かれている状況と就労支援の現状について」を使って現状と今後の方向性について説明する。

④実際に仕事を継続することへの逡巡や周囲の人々との関係について、前立腺がんと乳がんの「語り」を紹介する。

前立腺がんの語り	病気と仕事の関わり	
治療への不安と通院、新しい仕事が重なりパニック状態に。上司に相談したものの、特別扱いという訳にはいかず、段々うつ状態になってしまった（男性、診断時：60歳、インタビュー時：61歳）		

前立腺がんの語り	病気と仕事の関わり	
職場にはがんであることを隠さず伝えた。社内の同病の人から色んなアドバイスをもらったし、全摘手術で入院する際にはサポートしてもらった（男性、診断時：58歳、インタビュー時：58歳）		

前立腺がんの語り	病気と仕事の関わり	
尊厳をもって生きるため、病気のことを考えないようにするために、職場には迷惑をかけていると思うが、仕事は続けていたい（男性、診断時：49歳、インタビュー時：53歳）		

乳がんの語り	病気と仕事の関わり	
休職して再発治療に専念できるよう、人事部の担当者と医務室の保健婦さんが、配属先の上司との間に立って話をつけてくれた（診断時：47歳、インタビュー時：51歳）		

〔**語りの選択で留意したこと**〕家族の回と同様に、できる限り多様な語りを選択した。上司が理解してくれた人、理解が得られなかった人、また会社の保健師が協力的だったと語った人、仕事を続けることの意味について語った人を取り上げた。

■第7回 「認知症」という病い：病気の実際とケアシステム

①認知症という病気について、厚生労働省、国立長寿医療研究センターもの忘れ教室、公益財団法人認知症予防財団などの資料を用いて総合的に

解説する。
　②認知症の患者から世界はどう見えているのか、「認知症の語り」の2つのトピックから、それぞれの「語り」を紹介する。

認知症の語り	症状の始まり

ある日急に自分が自分でないような感じになり、説明しようと思っても説明ができなくて、非常に心細かった（男性、診断時：57歳、インタビュー時：61歳）

認知症の語り	症状の始まり

最初に字が書けなくなっておかしいと思ったが、その後ものがはっきりと見えない、見えていてもそこにある感じがしないようになってきた（男性、診断時：59歳、インタビュー時：63歳）

認知症の語り	認知症と向き合う本人の思い

虫が見えて怖いのではない。幻視が見える異常な人間になってしまったという怖さ、そして明日は人が見えるかもしれないという怖さだ（女性、診断時：50歳、インタビュー時：52歳）

認知症の語り	認知症と向き合う本人の思い

不安はあっても自分ではどうしようもない。もういいの（女性、診断時：50歳、インタビュー時：57歳）

認知症の語り	認知症と向き合う本人の思い

認知症は神が与えた試練であり、信仰が認知症と生きる心のよりどころになっている（男性、診断時：51歳、インタビュー時：61歳）

認知症の語り	認知症と向き合う本人の思い

認知症で困っている人がいれば、なんとかしなくてはいけないと思う。それが普通じゃないかと思う。もう無理なこともあるので、それを考えると怖くもなるが…（音声のみ）（男性、診断時：54歳、インタビュー時：57歳）

〔語りの選択で留意したこと〕認知症を説明する際、病気によってできなくなったことが焦点化されがちだが、当事者はそうした変化を感じながらも、一人の人間として生活し、未来を模索している。そういった当事者の姿勢が表れているトピックを選んだ。

4 患者の語り視聴後の学生の反応と教員の振り返り

　講義で使った当事者のナラティブは、実際に病気にかかった、あるいは現在も闘病中の人々のものである。ただ、一方向での情報提供であるため、こちらから質問するなど、双方向のコミュニケーションはできない。医学教育で行われる模擬患者を使った臨床トレーニングと異なるのはこうした点である。しかし、自分の関心に従って自由にアクセスし、多くの語りを繰り返し視聴できるという点は、レポート課題の教材として利用する際には利点となった。

　「社会学」の演習では、当初疾患の経験を対象とする予定だったが、ディペックス・ジャパンのウェブサイトを横断的に視聴し、最終的に臨床試験の語りを選んだ学生がいた。インタビュイーを理解し感情を読み取るために、同じインタビュイーの語りを何度も視聴している学生もいた。「こういう医療者になりたい」という理想は患者という存在を無視しては成り立たない。インターネットを介して提供される患者とは、空間的および時間的な隔たりはあるものの、その心情や訴えに近づくことは十分に可能である。学生のレポートを公開できないのは残念だが、学生の主体的な学びを促進するという点で、本教材の利用は有意義だと感じた。

　「福祉社会論」での患者の語りに関するフィードバックは、授業日の台風の影響で学生の多くが遅刻を余儀なくされたことから、「就労と病い」の感想のみとなってしまったが、「一般の人々の労働の場を知るチャンスになった」「労働環境の改善を望む声が多いなか、公的支援の中に所得保障も必要ではないか」といった意見もみられた。治療が患者の身体のみならず生活や社会とつながっていることをそれぞれの学生が感じ取れたように思う。

　ディペックス・ジャパンでは、治療法や法律の変化に対応するため、2年に一度を目安に各モジュール内容の見直しを行っている。したがって、大きな医学の流れから離れることはないものの、新薬の効果を患者がどう感じているかなど、特定の最新情報を知りたい場合には不向きである。今後、病いの語りという個人の経験から普遍性を見出し、それを現場という個別性の

領野にフィードバックしていく手法を教育者が編み出す必要があるだろう。ディペックス・ジャパンのスタッフのみならず教育者同士の情報交換や議論が活発化し、いくつかの授業モデルができていくと、より使いやすく効果的な活用ができるのではないだろうか。教育者のさらなる参加が求められる。

注1：該当の9項目とは下記のとおりである。A-1 プロフェッショナリズム、A-2 医学知識と問題対応能力、A-3 診療技能と患者ケア、A-4 コミュニケーション能力 、A-5 チーム医療の実践 、A-6 医療の質と安全の管理 、A-7 社会における医療の実践、A-8 科学的探究 、A-9 生涯にわたって共に学ぶ姿勢 。p.18の表Ⅰ-2を参照。

注2：AさんおよびBさんの語りは、「教育的活用ウェブサイト」の構築前に法人内部で提供されたものであるため、ストラップラインとURLは指定できない。

引用文献

1) 文部科学省：医学教育モデル・コア・カリキュラム（平成28年度改訂版），2016.
2) 和泉俊一郎：全体の総括：医療社会・行動学の勧め―本号の特集の総括として（特集：医学教育における行動科学・社会科学の諸議論），医学教育，46（4），2015, p.343-348.
3) 星野晋：医療者と生活者の物語が出会うところ，江口重幸・斎藤清二・野村直樹編：ナラティブと医療，金剛出版，2006，p.70-81.
4) 瀬戸山陽子・森田夏実・射場典子：医療系学生が当事者のナラティブに触れることにより得られる学び―国内における文献レビュー，日本看護学教育学会誌，27（1），2017, p.1-10.

ディペックス・ジャパンからのメッセージ

　菅野氏は、「大腸がん検診の語り」のインタビューと分析を担当したディペックス・ジャパンの監事である。語りのデータが医療系学生の学習に使われ始めて10年が経過したが、なかなか医学部での活用が広がらない現状があり、医療社会学者として医学部で教えることの意義は大きい。数年前には、日本医学教育学会の準備教育・行動科学教育委員会の委員長でいらした東海大学の和泉俊一郎氏が患者の語りに関心をもってくださり、このような教材はぜひ多くの医学部で活用されるとよいだろうと広報にご協力いただいた。医学部での活用は本稿のように「教養基礎科目」に位置づけられる社会学や医療社会学等の社会科学領域での活用と、事例Ⅱ-6で紹介しているプロフェッショナリズム教育での活用が多い。本稿で引用しているように、本来のナラティブから学ぶ意味は"語り手の口を借りた社会"を学ぶことであり、医療者は患者を生活者としてとらえ直すことが重要であると示唆された星野晋氏も当委員会の委員だった。医学教育に携わる側に、医療者だけではなく、菅野氏や星野氏のように社会学や文化人類学を専攻する人が存在することで、学生の視野がぐっと広がり、人間の見方や考え方、ものの見方や考え方の幅も広がるものと期待している。

患者は、それぞれ異なる人

🟢 医療者は患者を助け、ともに対処してくれる存在

病気になったら病院に行けば治してもらえる、そんな風に思ってしまうものだが、実際にはどうにもならず途方に暮れることがある。現在の医学で解決できることはそれほど多くはないのに、医療で何とかしてくれると考えている人はとても多い。私もその一人だった。自分が経験してみて、長い時間をかけて、この事実を認識することができた。病気になったら、それに向き合い何とかするのは自分であり、それを助け、一緒になって対処してくれるのが医療者だと理解するまでに、なんと時間のかかったことか。

私は乳がん手術後治療の副作用で間質性肺炎になり、15年経った今でもステロイド7mgを毎朝服用している。非常に稀な副作用だったので、医療者に副作用と気づいてもらえず何回も再燃を繰り返したが、理由がわからないということが私をひどく苦しめた。

私と同じような症状で苦しんでいる人に副作用のことを伝えたいと思い、ディペックス・ジャパンのインタビューを受けたが、それは私にとって素晴らしい経験になった。自分の病気を振り返り、語ることで多くの気づきがあり、解放されたような気がした。ディペックス・ジャパンのウェブサイトが公開されて他の方々の語りを視聴すると、苦しい思いをしたのは私だけではなく、誰もが大変な経験をしていることを知った。

🟢 一人ひとり異なる患者の存在に気づいてほしい

個人個人がそれぞれ違うように、同じ病名でも症状や治療の効き方、副作用の出方などそれぞれ違うし、病気に対する感じ方や対処の仕方も人それぞれで、説明書通りの現れ方をすることなど稀なのかもしれないと思うようになった。

これから医療を学ぶ方々が、さまざまな患者の語りを視聴することで、患者は一人ひとり違うと感じてくれると嬉しい。医療者の発する言葉や態度で傷ついたり、喜んだり、励まされたりしていることもわかると思う。理解ある医療者に出会えるだけで気持ちが楽になることもあるのだ。

それまで普通に暮らしていた人が、病気になった途端に「病人」という別の人になるのではない。病気は人生の中の一つの出来事で、人それぞれ違うのだということを、頭ではなく気持ちでわかっていれば、それが実際の場面で患者を救うのではないかと思う。

患者の語りを活用することで、患者と一緒に、病気にどう対処していけばよいのかを探してくれるような医療者になってほしい。

「乳がんの語り」インタビュー協力者　秋元るみ子

2 がん患者の家族の体験を知る
―大学院におけるがん看護学教育

患者の全人的理解を深める

新潟県立看護大学看護学部 酒井禎子

　本学は看護の単科大学であり、看護学研究科において博士前期課程・博士後期課程の大学院教育を行っている。筆者が教育にかかわっている博士前期課程「がん看護学」領域では、研究コースのほか、高度実践看護師である専門看護師（Certified Nurse Specialist；CNS）コースの学生が修学している。これらの大学院生の多くが、病院や訪問看護ステーション等で看護師としての実践経験を経て入学してきており、そのほとんどは勤務を継続しながら学んでいる。

　ここでは、このがん看護学領域の博士前期（修士）課程大学院生を対象とした「がん患者の家族への看護」に関する講義において、認定NPO法人健康と病いの語りディペックス・ジャパン（以下、ディペックス・ジャパン）の「健康と病いの語り」（以下、「語り」）データベースを教材として活用した教育実践を報告したい。

1 患者の語りを導入した意図

　病いとともに生活する患者が自分自身の言葉でその体験を語るディペックス・ジャパンの「語り」データベースの存在を知ったとき、筆者は、看護学を学ぶ学生にとって、この「語り」は、病いの経過とその時々の生活場面において患者が体験したことや、そのときの思いをより深く理解し、患者のニーズに沿った看護について考察を深めるうえでも非常に効果的な教材であり、自身が担当する看護学教育の中でぜひ活用したいと考えた。

　また、講義で焦点を当てる「がん患者の家族」は、家族員の一人が「がん」に罹患したことに伴い、「がん」という診断から受ける衝撃や今後の療養生

活への不安、そして、患者の療養生活を支援し、家庭内での役割調整を行う中での困難など、それぞれの家族背景において多様な心理社会的体験をしていることが予想される。そのため、患者だけでなく家族も含めたケアを行うことは、がん看護において重要な課題であるが、病院でケアを行う看護師にとっては各家族員がどのようなことを思い、患者との関係性や家族ダイナミクスがどのように変化しているのかなどについて深く知り得る機会は少ないと思われる。

　そこで、大学院生に教授する「がん患者の家族への看護」に関する講義において、「乳がんの語り」「前立腺がんの語り」を教材として導入した。特に、大学院での「がん看護学」教育における講義の中で、患者の「語り」を用いた意図は3つある（表Ⅱ-3）。

　1つは、ディペックス・ジャパンの「語り」データベースが、がん患者の家族の体験をより深く知ることができる教材であると思ったことである。看護師としての実践経験をもつ大学院生であるが、特に病院においては、患者の家族と接する機会は限られるとともに、ゆっくりと家族の体験を聴く機会も少ないと思われる。データベースで実際に語っているのはがん患者本人であるが、その語りを聴くことを通して、患者の体験から見えてくる、がんという病いをもった患者の家族の体験・思いや、患者－家族の関係性の変化などについて深く知ってほしいという期待があった。

　2つ目には、患者（家族）の体験や生の声をきっかけに、自分の看護師としての実践を振り返り、今後の家族ケアのあり方への考察につなげてほしいということである。患者の生の声は、普段自分たちが行っている看護へのフィードバックともなり得る。日頃の実践を振り返りながら、患者や家族のニーズに合った看護が行えているのか、どのようなことが求められているのかを考えるきっかけとしてほしい、そして、がん看護および家族看護の質の向上に向けた考察につなげてほしいという期待もあった。

　3つ目としては、講義での視聴がディペックス・ジャパンの「語り」データベースを知るきっかけとなることで、今後の看護実践の中でがん患者の社会資源として活用してほしいということである。現在、そして今後も医療現

表Ⅱ-3　「患者の語り」を用いた意図

①がん患者の家族の体験をより深く知ることができる教材であること
②患者（家族）の体験や生の声をきっかけに、自分の看護師としての実践を振り返り、今後の家族ケアのあり方への考察につなげること
③講義での視聴がディペックス・ジャパンの「語り」データベースを知るきっかけとなり、看護実践の中でがん患者の社会資源として活用できること

場で看護師としてがん患者への看護に従事していく大学院生であるため、このデータベースの存在を知ることで、患者やその家族のケアにおいて、社会資源として活用してほしいというメッセージも伝えている。

特に、がん看護専門看護師は、がん相談支援センターなどで患者・家族の相談業務に携わることも多いため、将来、専門看護師となってこのような相談業務に携わった際に、さまざまな悩みを抱えたがん患者や家族の資源として、このデータベースを紹介することができるのではないかと考えた。

2 授業の概要

「語り」を用いたのは「がん看護学特論Ⅰ」という授業科目で、がん看護学領域の大学院生にとって博士前期（修士）課程1年次に受講する最初の専門科目である。本科目の到達目標は、「がん医療やがん看護・緩和ケアの動向を理解するとともに、がん患者のたどる経過に沿って必要となる身体管理・看護ケアの概要について理解する」ことであり、がん看護学を学ぶ導入としての総論的な内容で2単位（30時間）の授業で構成されている。

「語り」を用いた本授業は「がん患者の家族ケア」という授業名で、本科目の後半に行っている講義である。本授業の目標として、「1. 発達とシステムの視点から「家族」の概念を理解する」「2. がん患者の家族の体験の特徴を理解する」という2つを挙げている。このうち、目標2のための教材として「語り」を用いた（表Ⅱ-4）。

本授業は90分で、大きく2つの内容で構成している。まず、「家族」の概念と理論として、家族の定義や機能、そして家族看護学の基盤となる理論などについての講義を行う。「家族看護学の基盤となる理論」では、家族も1つの生命体であるととらえ、家族が生まれて消滅するまでの過程には発達段階があり達成すべき発達課題があるという「家族発達理論」と、家族を、個々の家族員、そして、夫婦、親子、兄弟などのサブシステムが有機的に関係し合い、全体としてまとまった機能を発揮している要素の集合体である"システム"としてとらえる「家族システム理論」を学ぶ[1]。

次に、がん患者の家族の特徴として、これまでの実践での経験を想起しながら、がん患者の闘病プロセスに沿って家族が抱える問題とは何かを共有する。講義の最後に、「乳がんおよび前立腺がん患者の語りから、家族の体験を考えてみましょう」と投げかけ、「語り」を視聴し、学生から感想を聴く、という構成で行っている。

表Ⅱ-4 「語り」を用いた授業の展開

授業名	「がん患者の家族ケア」（90分）
目標	1. 発達とシステムの視点から「家族」の概念を理解する 2. がん患者の家族の体験の特徴を理解する
授業の展開	〈講義〉　Ⅰ．家族の概念と理論－家族発達理論、家族システム理論 　　　　　Ⅱ．がん患者の家族の特徴 　　　　　　　　↓ 〈「健康と病いの語り」の視聴〉（乳がんの語り・前立腺がんの語り） "乳がん・前立腺がん患者の語りから、家族の体験を考えてみましょう" 　　　　　　　　↓ 〈ディスカッション〉視聴した感想をディスカッション

　なお、「語り」データベースの中で実際に語っているのは家族ではなく、がん患者自身である。しかし、患者の視点から家族との関係性や家族への思い、あるいは家族の体験が語られている映像を紹介することで、がん患者を含めた家族全体の体験や、家族看護についての学びができるのではないかと考えた。そこで、教材として、「乳がんの語り」と「前立腺がんの語り」から、計8クリップを抽出した。

3 患者の語りの引用

　講義では、まず「妻として夫に対する思い」を学ぶことを意図して、以下のクリップを使用した。ここでは、夫婦の絆を感じたり、セクシャリティに関する語りや、夫婦間のすれ違いの体験を紹介している。夫婦関係といったプライバシーにかかわる繊細な心理については、看護師であっても聞きにくいと思われるが、がんがきっかけとなり夫婦間でさまざまな思いや関係性の変化が生じていることについて感じ取れるクリップだと考え、活用している。

乳がんの語り	からだ・心・パートナーとの関係	
女性として終りなんだという気持ちと彼と繋がっていたいという気持ちの間で揺れ動いたが、彼は女性として求めてくれたので、すごく嬉しかった（女性、診断時：39歳、インタビュー時：40歳）		

2　がん患者の家族の体験を知る

| 乳がんの語り | 家族の思い・家族への思い | |

夫もどう接したらいいかわからず葛藤していたと思うが、何か声をかけてほしかった。お互いの気持ちがすれ違い、別居することになった（女性、診断時：42歳、インタビュー時：45歳）

　次に、「母として幼い子どもに対する思い」を学ぶことを意図して、以下のクリップを使用した。幼い子どもにがんであることをどのように伝えているのか、また、子どもたちはどのようにがんである親と接し、また患者はどのようにそれを受け止めているのか、といった親子関係や母親としての悩みを感じ取ることのできるクリップだと考えている。

| 乳がんの語り | 家族の思い・家族への思い | |

2, 3歳のころは「ワニがお母さんのおっぱいを食べた」と言っていたが、7歳になった今は怖さまではわからないかもしれないが、「乳がん」という言葉は知っている（女性、診断時：27歳、インタビュー時：33歳）

| 乳がんの語り | 家族の思い・家族への思い | |

5歳の息子は「ママの病気はがん」と言う。ときどき子どもに甘えて、「ママのこと忘れないでね」と言ってしまい、夫に怒られる（女性、診断時：39歳、インタビュー時：44歳）

　3つ目は「娘として親に対する思い」を理解することを意図し、以下のクリップを使用した。同居している家族に対するケアは、看護師としての実践の中でも意識していると考えているが、同居していない、高齢の親がどのような思いを体験しているかについては、普段視点を向けてこなかった大学院生も多いと思われる。これは、離れて暮らす患者の母ががんである娘を心配し、高い漢方薬を買っていたというエピソードであるが、その中で、親も不安を感じている、しかし、その不安を話すような場もなく、誰かに話を聞いてもらいたかったのだという語りは、普段見えている同居家族以外にもがんの闘病への不安を感じている家族が存在すること、そこに十分なケアができていない現状への気づきを与えてくれる教材であると考える。

| 乳がんの語り | 家族の思い・家族への思い | |

実家の母親が、1人で療養している自分を心配して高い漢方薬を送ってくれた。母親自身が不安で誰かに話を聞いてもらいたかったのではないかと母親の心配を思った（女性、診断時：42歳、インタビュー時：47歳）

　ここまでは、夫婦、親子といった二者関係で家族をとらえた体験であるが、家族全体に目を向けると、がんの闘病のプロセスとともに、家族そのものの発達段階と関連してさまざまな問題が生じており、同時に対処していかなければならない状況にあることを理解してもらうために、以下のクリップを使用した。

　「がんだけではないんです。その人の背負っているもの。例えば親の介護であり、子どもの教育であり、夫婦のことであり、そういうことを背負って、みんな生きていかなきゃなんないんです」「ほとんどの方は、仕事なり、介護とか、私たちの年齢ですと介護とか、非常に重たい中で生きていかなければなりません」とクリップの中でも語られており、前半の講義で話している「家族発達理論」と関連させながら、患者を含む家族全体として抱える問題は「がん」だけではないことを意識化してもらうことができるクリップであると考えている。

| 乳がんの語り | 家族の思い・家族への思い | |

退院と同時に脳梗塞で入院中の母親の介護、その後、交通事故で長期入院を余儀なくされた娘の看病と、自分の体に無理を強いなくてはならない日々が続いた（女性、診断時：49歳、インタビュー時：54歳）

　最後に、家族が抱える社会的問題として「経済的不安」を取り上げ、高額なホルモン注射に関すること、転移したときの経済面への不安に関する内容の2つのクリップを抽出した。
　これらの教材は、前半の講義の展開に要した時間の関係上すべて視聴できないこともあり、実際には授業の展開に合わせてこの中からいくつかのクリップを選択し視聴している。

前立腺がんの語り	経済的負担	

ホルモン注射はビックリするほど高額だった。内服薬と合わせると毎月2万円以上かかるとなると、他の病気もあるし、年金生活ではなかなか…と思う（男性、診断時：64歳、インタビュー時：69歳）

前立腺がんの語り	経済的負担	

転移したときに、今の自分の経済力で太刀打ちできるのかという不安は絶えずある。安心して病気になれない（男性、診断時：77歳、インタビュー時：84歳）

4 患者の語りを活用した学生の反応

本授業に関する学生の主な感想としては、以下のようなものが挙げられた。

- 日頃、がん患者さんを担当させてもらうとき、患者さん中心に見ていることに気づきました。退院後、患者さんを支えてくれる方へのかかわりも重要で、そこを今後の実践でどうかかわっていくか考えていかなければいけないと感じました。
- キーパーソンとはコミュニケーションを意識的に図ろうとしていましたが、家族全体に目を向けることはしていなかったと感じました。どうしても、「連絡調整はキーパーソンを通して」という業務的な意識が根底にあり、他の家族にかかわらないまま退院を迎えることも多々あったと思いました。反省です。
- 語りを聴いて、あそこまでの話を実際に直接聴いたことが果たしてあっただろうかと振り返り、臨床の場であのような語りができるような家族ケアをしていかなければならないと感じました。
- 同じ乳がんであっても、感じ方・受け止め方・対処方法・周囲との付き合い方など、人生が人の数と同じだけあるように病いの体験も患者の数ほどあるということを、患者の生の声を聴くことによりひしひしと感じることができた。
- 帰宅後、他の患者の映像も視聴した。（中略）患者が自身の言葉で語るこのサイトで、看護師に求められる姿勢を改めて考える機会を得ることができた。
- 実際に経験した方の、入院中ではなく自宅に戻ってからの日常生活を知ることができてよかったです。皆さんがんの闘病生活を送るうえでの苦労があることがよくわかりました。一人ひとりの日常生活の背景をしっかりとらえて入院中からかかわることができると、自宅に戻ってからの苦労が少し軽減できるのではないかと思います。
- 在宅緩和の患者さんに認知症をもつがん患者さんが増えているため、認知症の方の声もしっかり聴くこと、ディペックス・ジャパンの存在を、職場の医師や看護師にも教えることで、これからの看護に役立たせたいと思っています。がん患者さんやご家族に見ていただくことで、何らかの力になるのではないか？と思うのですが、医師や看護師とも考えてみます。

これらの学生の反応から考えられる、「語り」の教材としての教育効果は、視聴を通して患者の生の声から家族の体験を広く理解することができること、そして、日頃の自身の看護実践を振り返り、家族看護の考察を深めていくことができることである。

学生の学びの一つは、看護実践の場において、患者あるいは配偶者などの

キーパーソンとしてかかわる家族を中心に看護ケアを考えているが、その他の家族員個々にどのような影響が生じているのか、どのように思っているのかについて十分に目を向けていなかったことへの気づきである。そしてその反省を踏まえ、"システム"としての家族全体がどのように機能しているかを理解することの必要性を学んでいた。また、「語り」を通して患者一人ひとりに人生や生活があり、家族の文化があり、それぞれの「物語」があるという看護の個別性・多様性への考察を深めていた。生き生きと語る患者の姿を目の当たりにし、看護師として患者が自身の「物語」をこのように「語ることができる」関係性を築き、日々の看護ケアの中でしっかりと耳を傾けることの重要性もとらえていたと考える。

さらに、講義で視聴したことを通して、ディペックス・ジャパンの「語り」データベースに興味をもったり、職場の医師や看護師にも紹介したという学生の言葉から、この講義を通してデータベースの意義を理解し、実践の場で患者・家族の社会資源として活用していく可能性も期待される。このことから、講義に「語り」を用いた意図は大学院生の学びに反映されており、看護師としての実践経験をもつ大学院生に対するがん看護学教育においても効果的な教材であると考えられた。

5　今後の課題

大学院生に教授するうえで、「語り」を効果的に活用するための教育の展開方法については課題もある。

現在は、講義の最後で映像を視聴し、そのあと短時間で感想を共有するかたちでまとめとしている。患者の生の声による動画の視聴は学生にとって家族看護への関心を高め、記憶に残る学習となるという点では大きな意味をもっている。しかし、視聴した教材から学習目標の達成への学びを深め、実践や研究と関連させながら考察につなげていくためには、講義、動画の視聴、そして学生間の討論を効果的に関連させながら授業を展開していくこと、特に視聴後の感想や学びを共有し、意見交換を行う時間を充実していくことが求められる。視聴した教材と院生自身の実践での体験をリンクさせながら、より考察が深まるようなディスカッションを行えるように、授業構成やファシリテーションを工夫していきたいと考える。

もう一つの課題は、患者の「語り」と家族看護にかかわる理論を関連させ、理論を活用した対象理解と看護への考察につなげるための工夫である。「家

族発達」「システム」といった抽象的な概念・理論を理解するうえでは、現実の場面で起こっている家族の体験と関連させ、理論が説明しているのはどのような現象なのかを具体的に理解していくことが重要となる。「語り」で示された患者の家族がどのような発達段階にあり、「がん」という病いはその家族の発達課題にどのような影響を与えているのかなど、講義で学んだ理論と関連づけながら考察できるよう教授方法を工夫していくことも課題である。

このように、授業の展開には課題があるが、データベースそのものについては、患者の語りから家族の体験や家族看護を学習する教材として効果的であると考えている。講義での視聴後、自ら改めてデータベースを視聴し、新たな気づきがあったという学生もいたことから、こちらが指定したクリップを視聴する形式だけでなく、テーマに沿って探索的にクリップを視聴し、ディスカッションやレポート作成をすることにより考察を深めていくような教育的活用もできるのではないかと考えており、今後工夫していきたいと考える。

引用文献

1) 竹内そのえ・渡辺裕子：がん患者の家族ケアにあたり知っておくべき諸理論，がん看護，9（4），2004，p.286-292.

ディペックス・ジャパンからのメッセージ

　看護系の大学院で学ぶ人たちの中には、すでに看護師の資格をもって臨床経験を積んでいる人たちが少なくない。多くの患者さんと接した経験をもつそのような看護師にとって、患者の語りを視聴することは、改めて自分の看護を振り返るよい機会になる。患者の語りは、基本的に在宅で生活されている人たちの語りであり、医師や看護師が行う医療者の面談から得た語りではない。その患者さんが主体的に語る病いや生活についての体験を聴き取るインタビューである。自分が直接患者さんからこれほどの話を聴いたことがあっただろうかと振り返っている学生の反応があったが、医療者が聴こうとしないこともあるだろうし、あえて患者さんが医療者には語らないこともあるだろう。しかし、そのすべてを含めて、患者さんが体験している病い（illness）である。語り手が、実際に担当した患者さんではなくとも、語りを視聴した看護師が「看護」すること（doing）から距離をおいて、まずは病んでいる人を理解することにつながるのではないだろうか。

3 「認知症の語り」を用いた施設内研修
―本人および家族の経験を理解するための教材の作成と活用

患者の全人的理解を深める

東京情報大学看護学部 森田夏実

　ここでは、関東地方のA医療法人グループ（199床のケアミックス型病院、老人保健施設、訪問看護ステーション、居宅介護支援事業所、地域包括支援センターから成る。以下、A医療法人）において、特定NPO法人健康と病いの語りディペックス・ジャパン（以下、ディペックス・ジャパン）のデータベースを職員の研修に用いた事例を紹介する。筆者は、A医療法人の病院で数年前から看護研究指導をしており、看護教育担当者とさまざまな活動の相談に乗りながら教育・研究を実施している。その中で、認知症に関する理解を促進する研修の企画に関して相談を受け、本稿で報告する内容の研修を企画することになった。

1　患者参画による「患者・家族の語り」のロングバージョン作成

　ディペックス・ジャパンのウェブサイトは、1～3分程度の短い語りとして閲覧できるように構成されている。しかし、これまで教育的に活用された方々から、患者の全体像がわかるような、少し長めの語りが欲しいという要望が多く聞かれた。このこともあり、A医療法人での研修においては、ロングバージョンの語りを作成し使用することとなった。
　作成に当たっては、医療関係者だけでなく、患者体験者を含めたワーキンググループを編成した。ロングバージョンは、すべての認知症の語りから、一組の患者および家族（妻）の語りを選択し、若年性認知症の本人および家族の語りを用いたものとした。2人の語りのテキストをすべて読み、その中から、患者・家族の病い体験を尊重できる医療者の育成に適すると考えられる部分を抽出していった。医療関係者と患者体験者では取り上げたい箇所が異なるところもあり、ワーキンググループでは、意見交換と討議を重ねていっ

た。最終的には、認知症の本人の語りは約10分、家族の語りは約20分に編集した[注1]。

2 研修に「患者の語り」を使用した意図

　2017年度、A医療法人では、複数の講義・実習を1年間かけて行う在宅療養・退院支援の教育プログラムを実施していた。教育担当者は、以前からディペックス・ジャパンのシンポジウム等に参加して語りの重要性を理解していた。そのなかで、当初、認知症の症状やケアについての講義形式の企画も考えていたが、まずは患者・家族の経験そのものを知るところから始めたいと考えるに至った。その理由の一つとして、A医療法人の職員は、日々、さまざまな認知症患者や家族に接しているが、業務としてのかかわりが主となり、患者の経験に向き合うことが少ない現状があった。

　そこで、本研修の目標を下記とし、研修を計画・実施した。
①認知症患者と家族介護者の当事者の語りを通じて、"その人そのもの"を理解する共感的理解を体験する。
②共感的理解を通じて、対象である認知症患者を知識として理解するだけでなく、対象の伝えたいこと、わかってほしいこと、困っていることなどの真のニーズを読み取る力を養う。

3 研修の概要

1）研修の対象

　A医療法人の看護師、准看護師、看護補助者（介護福祉士、ヘルパー、クラーク）に広く研修参加を募った。実際の参加者は、24人（看護師20人、介護福祉士3人、ヘルパー1人）、すべて女性で、20歳代2人、30歳代6人、40歳代8人、50歳以上8人であった。

2）研修に用いたVTR

　前述したように、使用した語りはウェブサイトに公開されていない内容を含めたロングバージョンであり、認知症の本人は約10分、家族（妻）は約20分に編集されたものを用いた。

VTRに登場する患者および家族の概要は以下の通りである[1]。

> 診断時：本人57歳、妻47歳
> インタビュー時：本人61歳、妻51歳（2010年）、2人暮らし。
> 2006年に若年性アルツハイマー型認知症と診断される。診断6カ月後、36年勤めた市役所を退職。診断3年半後、有料老人ホームで介護の手伝いを始めた。利用者の喜ぶ顔が励み。これからも何らかの形で人の役に立ちたいと思っている。
> 介護者である妻は自宅介護をする傍ら、週の半分は家族の会の電話相談や講演活動を行う。夫が、介護の手伝いで利用者に必要とされていることを喜び、やりがいを感じていることを嬉しく思っている。
> 現在、介護に関する公的サービスは利用していない。

ロングバージョンで用いた若年性認知症を患う本人の語りの主な内容は、**異変のはじまり**、**診断時の気持ち**、**病いへの取り組み**、**妻との関係性**、**周囲の人との付き合い方**、である。内容は以下のように要約される。

> 本人は、異変に気づいたのがいつだったかはよく覚えていないが、「急に自分自身が自分でないような感じ」がしたと言っている。自分でもどうなっているか説明がつかなかった。非常に心細く、このままでは自分がダメになると思い、運動することには自信があったので、男として自分らしさを保つために、毎日100回のスクワットや筋トレを行っていた。それまでは、何でも自信満々にしてきた人だが、認知症になって介護される立場になり、介護する妻のストレスに気遣い、「ゴメンナサイ」「ありがとう」が言えるように何度も練習した。少しの助けがあれば、体を使う仕事ができると、介護施設で高齢者の支援をしている。自分が病気になったことで、病気になった人に「頑張りましょう」と言える仕事ができればいいと思っている。マッサージが得意で、介護施設のみならず、妻にも毎晩マッサージをしている。

妻の語りの主な内容は、**異変に気付く**、**認知症と診断されるまで**、**診断されたときの気持ち**、**生活の変化**、**夫に教えられたこと**、**病気になって得られたこと**、である。内容は以下のように要約される。

> 妻は、夫の認知症の診断を受け、介護を頑張ろうと生活していた。夫の日記に、「介護者ではなくパートナーになってほしい」と書かれていたのを見たため、介護者とパートナーの違いを考えるようになった。ある日、夫が電話をとって、「用件は妻に言ってください」と代わってくれたとき、それが最高のことと感じられ、できることを見ていけばいいのだ、と気づき、相手のしたことをしっかり受け止めることがパートナーとして寄り添うことだと感じた。以前は「俺についてこい」というタイプの人だったが、病気になってからは、支え合って生きていることを実感しているせいか、心も感情もより豊かになったようで、夫婦でよく話し合うようになった。

3）研修のスケジュール

研修時間は 2 時間半で計画した。具体的なスケジュールは表 II-5 に示すとおりである。

研修開始前に、研修の目的・方法の説明を行った。本研修では、1 グループ 6 人で 4 グループを編成し、筆者を含めディペックス・ジャパンからのファシリテーター 4 人が各グループに加わった。VTR 視聴前に A4 サイズの個人記録用紙を配布した（表 II-6）。

研修では、初めに認知症本人の語りを視聴し、その後、個人で感想を記載した（表 II-6 の①）。続いて、妻の語りを視聴し、同様に個人で感想を記入した（表 II-6 の②）。個人での記載が終了したところでグループディスカッションに入り、感じたことなどを共有して、認知症患者／家族への理解を深めた。ファシリテーターは、このような研修を複数回経験しているメンバーで、司会のような役割をとるが、研修参加者が語りを視聴して感じたことや自身の経験などを自由に語れるように場づくりを行った。

表 II-5　研修のスケジュール

20 分：研修の目的、方法の説明
10 分：認知症本人の VTR 視聴
 5 分：感想記入（個人作業）①
20 分：認知症家族の語りの視聴
 5 分：感想記入（個人作業）②
50 分：グループワーク（6 人×4 グループ）
──────休憩（5 分）──────
40 分：全体発表・討議
　　　（ファシリテーターからの感想なども発表）
 5 分：アンケート記入（後日回収）③④

表 II-6　個人記録用紙の記載項目

①患者さんの話を聞いて、どんなことを感じましたか？（視聴後 5 分で記入）
②ご家族の話を聞いて、どんなことを感じましたか？（視聴後 5 分で記入）
③グループでの話し合いや発表を通して、どんなことを感じたり、考えたりしましたか？
④今回の研修が、あなたの日々の実践にどのように役立てられると思いますか？
　　（③と④はグループワーク後に記入）

4　研修参加者の反応

研修で使用した個人記録用紙は、患者の語りを用いた教育に関する報告・研究等で活用される可能性があるため、記録の使用について同意の有無を記載してもらった。同意を得られた記載の内容分析を行った結果[2]注2、本人の語りを視聴して感じたこと（表 II-7）、家族の語りを視聴して感じたこと（表 II-8）、話し合いを通して感じたこと（表 II-9）、今後の実践に活かせること（表 II-10）が示された。

表II-7　本人の語りを視聴して感じたこと

カテゴリー	具体的な記述例
「自分が自分でなくなってしまう感じ」の理解	・自分自身もどうして？と思っているので、混乱しただろう。 ・自分自身が自分でない感じというのは、どんなに怖いことだろうと思った。 ・(患者が)自分の考えを分析していて、自分で考えていてびっくりした。 ・(自分が)何者であるかがわからなくなる不安を丁寧に説明しようとしていると感じた。 ・(語っている間)表情が変わらないと感じた。
自分を取り戻したい思いと行動変容への努力	・自分の状態を何とか知ろうと努力していて、不本意でも周りとうまくやっていくための方法を見つけて、実践している。これだけのことを考えられるのに認知症なのかと思った。 ・自分の変化に戸惑いながらも、妻のことを考えていることが、とても伝わってきた。
"認知症患者"という先入観や思い込みの再認識	・"認知症"という先入観をもって見てしまうと、こんなに妻に配慮し、妻の気持ちを考え自分の行動を変化させる能力があるとは気づかなかった。 ・これだけのことが考えられるのに認知症なのか、と思った。認知症が進むと、自分の世界があり、それを否定されると不安や混乱が生じると、私は思っていた。

表II-8　家族の語りを視聴して感じたこと

カテゴリー	具体的な記述例
「介護者ではなくパートナーとしての家族」という患者の願いの実現	・本人との温度差を感じた。 ・本人が何を思っているのかを理解しようとする姿勢、介護者でなくパートナーとして接する姿勢、サポートする側であり、される側でもあるという認識など、そのすべてが二人を救っているように思った。
できることを見つけることが「寄り添うこと」という気づき	・小さなことでも"できた"ことに対して最高と思うことができ、そのことからできることを見つけようと、妻の中で何かが変わった。そのことが本当の「寄り添う」ということなのかと感じた。 ・「寄り添っていくとは、相手のことを少しずつ受け入れていくこと」と語っていることが、リアルに響いた。ちょっと気の遠くなるような、そして夫婦の尊さを感じた。
介護の過程で深めていった夫婦の相互理解	・(夫の様子が)おかしいと感じている間の不安と、(認知症と)診断された後の不安は全く別物。その病気に合わせた生活を築いていくまでには、間違いや悩みがある。それを乗り越えると幸せな生活ができることもあるのだと知った。お互いを思いやる気持ちがあったからできたことだと思う。

表II-9　話し合いを通して感じたこと

カテゴリー	具体的な記述例
医療者として、ともに語り合う仲間の必要性の認知	・「理解する」「受け止める」の前に、どのように自分が感じているのかを考えることが大切で、そのためには感じたことを伝え合う仲間が必要だと思った。 ・グループ内で話し合うことによって、感じること・考えることが広がった。
さまざまな視点の違いや感じ方の再認識	・それぞれの立場や思いにより、受け取り方や感じ方が違うものだと思った。 ・多様な意見や思いが聞けて、刺激になった。 ・（グループメンバーは）それぞれの生活背景を振り返りながらのVTR視聴だった。 ・他部署の方たち、専門の方たちと自分たちが今まで・現在経験していることをセッションできて、いろいろな話を聴くことができて嬉しかった。
患者・家族への理解の広がり	・行動には本人の理由があることを知った。 ・認知症が進んでも、危険のない環境を整えれば自由にしてもらうことで安定が図れ、家族へのストレスが減るのではないかと思った。

表II-10　今後の実践に活かせること

カテゴリー	具体的な記述例
ひとくくりの"認知症患者"としてではなく、一人の"人"やその家族として向き合い、話を聴く姿勢	・「認知症患者」という先入観だけでなく、患者の思いや家族の気持ちをしっかり確認していきたいと思った。 ・患者の話を聴くことをやっていけば、対応の仕方が変わると思う。
患者・家族の話を聴く時間と空間をつくる努力	・認知症の人や家族に対して「今までどのような思いがあったのか」「今はどう感じ、何を心がけているか」を聞いていこうと思う。 ・できることをしっかり見ていきたい。 ・同じ立ち位置で対応することを心がけること。 ・一人と向き合って（とことん話を聴く時間をもつなど）必ずトライしていきたいと思う。
認知症以外の患者・家族への適用の拡大	・認知症以外の疾患の方にも「語ろう」と思えるかかわりを意識しながら働いていこうと（思った）。 ・同じ目線で、対等の立場で話をすることを心がけたい。 ・共感的態度、また、家族の思いなどを傾聴し、今後に活かしていきたい。 ・人に聞いてもらえると、わかってもらえ、自分の気持ちに整理がついていく。

5 研修の成果と課題

　これらの内容分析から、研修の効果として以下の5点が挙げられた。
①語りの視聴と討議を中心においた体験型の研修では、患者・家族が語る必死に生きる姿勢や努力していることなどが伝わり、研修参加者に与えたインパクトが大きかった。
②医療者・介護職として認知症の患者・家族には日常的にかかわっているが、先入観をもって接していたことが明らかになった。
③"認知症"患者としてではなく"人"としてかかわる重要性や、患者・家族の話を聴くことの重要性に気づいていった。これは認知症にかかわらず、どのような患者・家族であっても同様であるという視点に拡大していた。
④話を聴くための時間と空間をつくる必要性が認識された。日頃は業務に追われているが、時間を見つける努力をしたい、という考えを共有していた。
⑤患者・家族の病いの経験を理解するためには仲間との話し合いが必要で、話し合う中で理解が深まると認識していた。これは集団研修の効果であり、今後の研修方法への示唆となると考える。
　また、以下の2点が研修終了後の課題として挙げられた。
①研修参加者が日々の業務の中で、研修での学びを実践していくこと。
②参加者個人にとどまらず、施設全体で、学びを共有していくために、さらなる研修や、部署での工夫が求められること。
　認知症をもつ患者・家族に対する対応は、どの職種でも経験するため、今回の研修は、職種を超えた意見交換ができる良い機会となった。患者と家族は、それぞれの立場で異なった認識をもつ可能性があることにも気づくことができ、チーム医療の質の向上にも役立つと考える。

＊

　本稿では、教育用に編集した認知症患者および家族の語りを用いた院内研修について一例を紹介した。医療の現場では、じっくり対象者の話を聴く時間や空間が確保できないのが現状だが、このような研修は、日常のかかわりを振り返る良い機会となる。今回は、すでにウェブサイトで公開されていた内容にとどまらず、テーマに合わせて教育用にVTRを編集し、使用した。これらのVTRは、現在ディペックス・ジャパンの「教育的活用ウェブサイト」（有料、会員登録が必要）で閲覧できるようになっている[注3]。研修の時期、対象者、

内容によって、ディペックス・ジャパンのデータベースを編集することができるため、皆さんが教育に取り入れたいテーマに応じて、教育用の語りを作成していくことができると考える。

注1：このVTRは、平成27〜29年度科学研究費助成事業基盤研究（C）「患者参画による患者の病い体験を尊重できる医療者育成のためのウェブサイト構築と評価」（研究代表者：森田夏実）の助成を受けて作成した。
注2：本研修内容に関する発表に際しては、A医療法人グループ看護部倫理審査委員会の承認および、対象者への説明と同意を実施した。
注3：「健康と病いの語り」教育的活用ウェブサイトについてはp.162を参照.〈https://edu.dipex-j.org/〉

引用文献

1) 認定NPO法人健康と病いの語りディペックス・ジャパン.〈https://www.dipex-j.org/dementia/topic/to-be-patient/shindan/552.html〉［2019.11.4確認］
2) 森田夏実・石井由紀・射場典子・別府宏圀：認知症本人および家族の語りVTRを用いた当事者の経験を理解する施設内研修の効果, 第8回日本看護評価学会学術集会口演抄録集, 2018, p.40.

ディペックス・ジャパンからのメッセージ

　この研修で活用された語りのロングバージョンビデオは、森田氏の研究テーマである「患者参画による患者の病い体験を尊重できる医療者育成」を目指して、医療系の教員だけでなく、当事者がともに参画して教育プログラムを作るプロジェクトの流れで作成されたものである。この教材作成のプロセスにおける非医療者である患者体験者の働きは大きかった。語りのロングバージョンビデオ教材は、本稿で紹介されている若年性認知症本人の語りと家族（妻）の語りのほかに、20歳代で乳がんと診断された女性の語り、診断に時間がかかった前立腺がんの男性の語りがある。どの語り手の、どのような語りの内容を抽出してロングバージョンを作るか、基盤となるアイディアを出したのは患者体験者である。「何を教えたいか」という視点から、「患者は何を知ってもらいたいか」という視点の転換があった。特にこの認知症のロングバージョンでは、病いの軌跡における患者・家族の強みと関係の変化が表れている部分を取り上げている。研修の成果として、患者・家族の必死に生きる姿勢や努力が伝わったとあるが、まさに教材の意図が伝わったということになる。ケアしていたつもりの家族が、実は認知症を患う夫にケアされていたことに気づいていく過程は、この夫婦の語りを併せて視聴するからこそダイナミックに伝わるものである。現在、これらのロングバージョンは、会員専用の教育的活用ウェブサイトで視聴できる（詳細はp.162を参照）。

Column

「認知症の語り」ウェブサイトを構築して

● 認知症当事者の語りを掲載した貴重なサイト

　本ウェブサイトは、①介護で多忙な人々が、自宅に居ながら認知症の情報を得る、②一般の人々が、生活者として暮らす認知症の人の実際を知る、③データの二次利用によって、学術研究や保健医療福祉等の教育を支援する、という目的で構築したものである。認知症の人や家族の思いを知りたいと願ったときに、各々が求める認知症の種類や進行度に応じた情報にアクセスできるようにと考えた。そのため、研究参加者の多様性（性別・年齢・介護者の立場等）を確保したうえで、テーマ分析を行い、データベース化した情報を公開している。研究開始の2009年時点でも、また現在においても、類似のウェブサイトは見当たらない。当初モデルとした英国のウェブサイトでさえ、現在も認知症の人のデータは掲載されていない。

　認知症の進行に伴い、記憶が薄れたり、伝えたい内容を言葉にすることが難しかったりする状況があるなかで、認知症の人の語りを掲載したことの意義は大きいと思われる。このことは、2015～2016年の1年間のアクセス状況をGoogle analyticsで集計した結果にも表れており、クリップ[※1]ごとの1日平均ページビュー数をみると、上位5位までの中に、2人の認知症の人の体験談が含まれていた。また、「ありがとう」ボタン[※2]が押された回数の1位と2位は認知症の人の語りであった。この2人は、「症状の始まり」や「診断された時の気持ち」、あるいは「レビー小体型認知症に特有な症状」「対応に困る言動」等のトピックについて語っており、多くの閲覧者が知りたいと思っているトピックに一致、あるいは類似した語りであったことが影響したと考えられる。

● 閲覧者の関心が高いのは「対応に困る言動」

　1日平均ページビュー数が最も多かったのは、「対応に困る言動：不穏・暴力・妄想」のトピックについて語った、脳血管性認知症の父親を介護する娘の語りであった。閲覧者らが今現在、対応に困るような言動に遭遇しているのか、今後の遭遇を予測しているのかなどは不明であるが、認知症と向き合って生きる人々（認知症の人・介護者・専門職等）が最も関心を寄せ、情報を得たいと願っているのは、通常はあまり体験しない言動に対する対応法であることが考えられた。

　このことは、クリップごとの1日平均ページビュー数で1位と2位を占めた家族介護者の主な体験談が、「徘徊・暴力・排泄の失敗等」であったことからも推察できる。普段は聞くことが難しい暴力や排泄介助等の体験談には、多くの人々の関心が寄せられることが示された。

　今後、語りを教育に活用していく際には、人々が関心を寄せている体験談や、知りたいと思っている情報を把握したうえで、対象に応じた内容を検討していくことが望まれる。

※1　クリップ：トピック別に分類された一つひとつの語りの動画や音声そのもののこと
※2　「ありがとう」ボタン：各クリップを視聴した人が「語ってくれてありがとう！」と思ったときにクリックするボタンのこと

富山県立大学看護学部　竹内登美子

4 根拠に基づく実践を学ぶ
――「疫学・保健統計学」への患者の語りの導入

患者主体の医療を考える

国立看護大学校人間科学情報学　友滝　愛
同上　柏木公一

1 「患者の語り」への期待

　国立看護大学校では、「看護情報学」（1年次・必修）で、認定NPO法人健康と病いの語りディペックス・ジャパン（以下、ディペックス・ジャパン）の「患者の語り」を取り入れている。この科目は「疫学・保健統計学」を中心とした授業であるが、これらの専門知識を、根拠に基づく実践（Evidence-Based Practice；EBP）につなげる土台をつくるための科目注1でもある[1]。この授業では、さまざまな根拠の中でも、特に科学的根拠となる量的研究の研究結果注2に焦点をあてている。患者の語りは、患者の価値観と科学的根拠の接点を知り、学修者自身が「患者と科学的根拠にどのように向き合うか」を考える目的で、授業に取り入れている。

　EBP学修の一環で「疫学・保健統計学」を学ぶ目的は、実践家として研究結果（科学的根拠）を利活用する際に、「その研究はどの程度信頼でき、効果の大きさはどれくらいか」を吟味する力を養うことにある。特に医療分野で「強い科学的根拠がある」とされるものは、患者にとってデメリットよりもメリットが上回り、従来の方法などと比較してより効果が期待できる場合が多い。一方で、100人の患者に対し100人全員に効果がある方法ばかりではなく、仮に90％の人に効果がある治療だとしても、10％の人は効果が期待できない可能性があり、一患者にとっては「私の身体に90％効いた！」ということはなく、「効く／効かない」のどちらかである。そのため、集団を対象にした研究結果であることを踏まえて、効果の大きさやデータのばらつきを読み取ることが重要である。

　また医療者は、最善の医療を提供するために、より高い効果が期待できる

方法を吟味する立場にある。しかし、「科学的根拠がある標準的な方法なら、患者はいつでも受け入れられる（はずだ）」「患者は科学的根拠がない方法を受けるべきではない」といった「エビデンスは常に正しい」という態度や行動は、適切ではない場合がある。「標準的な治療法には強い科学的根拠があったとしても、その治療を受けることに迷いがある」「科学的根拠がないとされる民間療法にも取り組んでいる」といった患者のさまざまな思いを理解し、患者にとって最善の治療や生活をともに考えていくことが大切となる。

　ディペックス・ジャパンのウェブサイトには、健康や病いと向き合う中でさまざまな選択を行っている場面が蓄積されており、患者の価値観や経験の多様性・個別性が記録されている。このような語りを通して、EBPの過程の一場面を、看護学を学ぶ立場から学修者自身に考えてもらうことを意図している。

2　学修者の状況と教授法の課題

　どのような授業であれば、看護系大学の学生（以下、看護学生）に「疫学・保健統計学」の理解を促すことができるかを検討した際に、EBPを1つの軸として授業に一貫性をもたせる方針となった。この背景について、「学修者の状況」と「教授法の課題」の観点で述べる。

1）学修者の状況
(1)「情報学」という名称がつく科目に対して苦手意識がある
　筆者らの経験では、看護学生は「情報」という科目に対して、「統計」「数学」「パソコン」といったイメージを最初に抱く者が多く、苦手意識が強い傾向があると感じており、田中らの調査でも同様の報告がある[2]。これは、看護系大学での入試科目や入学前までの学習も関連しているかもしれない。

　一般的に看護系大学の入試では、数学や生物が出題されることは多いが、いわゆる"理系"の学科ではない。また高校の数学では、統計学の基礎的な知識の習得のほかに、Microsoft Excelの関数を使った計算問題を扱っている教科書もあり、「情報」の科目でパソコンを使った授業を受けている者もいる。しかし、多くの看護学生は、パソコンを得意としているわけではない。これらのことから、漠然と「看護情報学は、自分は得意ではなく不安」と感じる者が一定数いる。

(2)「看護情報学」を学ぶ必要性への理解が難しい

　本稿で取り上げる授業は、1年次前期の4月から開講される。そのため、学修者は「看護学」についてもこれから学ぶ段階にあり、看護学部でなぜ「情報学」が必修科目なのかイメージしにくく、さらに、前項で述べた「統計、数学、パソコンは得意ではない」という状況が加わる。そのため、教員が授業で「EBPは重要なので、研究についても理解しましょう」と伝えても、それだけでは、「疫学・保健統計学」を学ぶ意義や、看護実践における科学的根拠の位置づけを理解することにつながりにくい。授業で取り組む一つひとつの課題も、「意味はわからないけれど、やらされている課題」となると、学修の動機づけもうまくいかないことが懸念される[2]。

2）教授法に関する課題

　従来から看護系大学の「疫学・保健統計学」の授業は、専門知識を網羅的に解説する講義形式で（大学によって演習が加わる）[3]、授業で扱われるテーマは医学に関するものが多いことが一般的である。しかし、「看護師のEBPの土台をつくる」という目標を考えたときに、従来の方法では、研究方法を学ぶことが実践のための科学的根拠を理解することに結びつかない可能性がある。

　たとえば、科学的根拠を考えるうえでは、研究結果の信頼性・妥当性に影響を及ぼす「交絡・バイアス」「研究デザイン」「データのばらつき」の理解が必須となる。しかし、「実践するうえで、科学的根拠とどのように向き合えばよいか」という見方を養うためには、これらの専門用語を一時的に丸暗記するような学修方法は適していない。「研究結果が妥当かを判断するための考え方」と、さらに「臨床現場で実際にその方法を採用するかを検討するときに、研究結果の妥当性や効果の大きさがどのように関連するか」を学修過程で示す必要もあるだろう。

　EBPは、これまでも「ガイドライン（マニュアル）通りの医療を行うこと」「患者の価値観や個性は考慮されない」「エビデンスレベルの高い治療やケアを優先すること」のように誤解されることがあった[4]。このような誤解は近年減っていると思われるが、これまでの看護基礎教育では、「科学的根拠」と「個々の患者（あるいは、組織・社会）の価値観」を統合する"意思決定の過程"で、「科学的根拠がどのように理解され、どのように使われるのか」を学ぶ機会が少なかったことも、EBPの理解を妨げる原因の一つではないかと筆者は考えている。

3 患者の語りを取り入れた「疫学・保健統計学」の授業

　ここでは、患者の語りを取り入れた授業として、1年次前期の「疫学・保健統計学」を紹介する（表Ⅱ-11）。なお、本学で開講している「看護情報学」は、1年次後期と3年次前期にもあり、それぞれで患者の語りを取り入れている。これらについては後述する。

1）授業の概要

　授業では、まず前回の授業の続きで「「科学的な考え方に基づく議論」の考え方」として、研究で何かの効果や影響を明らかにしたいときは、対照群が必要であることを確認した。また、ここまでの授業では研究の例として医学研究を用いていたため、この日の授業では、「看護実践の科学的根拠」の例として、看護実践に関するランダム化比較試験を紹介した。授業の後半で、患者が治療を選択するうえで「科学的根拠」とどのように向き合っているかを理解し、自分ならどうするかを考えることを目的として、患者の語りを使用した。

2）実際の授業

　表Ⅱ-11の学修目標③「患者さんの立場に立って「治療やケア」の科学的根拠について考えることができる」の部分で、次の3つの動画を視聴してもらった。

表Ⅱ-11　事例概要（補完代替療法の科学的根拠と患者の思い）

科目名	看護情報学Ⅰ（必修科目・2単位）
対象	看護学部1年生　約100人
実施時期	4月末（第5回）
患者の語りの使用方法	動画の視聴＋語りのテキスト（文字で起こされたもの）を紙媒体で配布
授業のテーマ	「科学的な考え方に基づく議論」の考え方を学ぼう
学修目標	①「科学的な考え方に基づく議論」の考え方を学ぶ ②「看護実践」と「科学的な根拠」の関係について学ぶ ③患者さんの立場に立って「治療やケア」の科学的根拠について考えることができる

4　根拠に基づく実践を学ぶ

乳がんの語り	補完代替療法（※動画①）	

以前からとても信頼していた皮膚科の医師に、患者の尿の成分を転写して作るという「情報水」を勧められたので1年半ほど飲んだが、効いたかどうかはわからない

乳がんの語り	補完代替療法	

よく「免疫を上げて治す」というが、それが何を意味するのかきちんとした説明がないことが多く、研究段階のものになけなしのお金をつぎ込むべきではない

乳がんの語り	補完代替療法	

健康食品は宣伝文句であれに効いたこれに効いたと聞いても、科学的に実証されない限りは信用するのは避けている

　そして、「「信頼できる情報」とは何か？　患者さんの立場に立って考えてみよう」という課題で、以下の3つをワークシートに記入した後に、隣同士で意見交換し、数人にマイクを回して発表してもらった。ワークシートは無記名式で授業後に提出してもらい、どのような回答があったかを次の授業で教員が要約する形で紹介した。

〈課題〉
1. 動画をみた率直な感想を、まずは書いてみましょう
2. もしあなたが患者さんから「○○の民間療法って、効果あるのですか？」と聞かれたら、どのように答えますか？
3. 動画①の「情報水」の効果を科学的な方法で検証するためには、どのような研究が必要でしょうか？

　なお、「患者は病いと向き合う中でさまざまな選択を迫られており、その選択にも多様性・個別性があることに気づいてほしい」という教員側が考えている主旨は、学修者には事前に伝えず、動画視聴後に補足する形とした。

3）学修者の反応

　学修者は真剣な表情で動画を視聴しており、これまでに、患者の生の声を映像とともに聞く経験が多いわけではなかったようである。授業後の感想シートにも、「自分も患者の語りのサイトを試聴してみようと思う」「今後、看護師になるうえでも、大事な動画を視聴したと思う」といった主旨の感想

が記載されていた。

　授業後に提出してもらったワークシートの回答について、前述の3つの課題のうち1・2に関して以下に述べる。

(1) 動画を視聴した感想

　動画を視聴した感想では、学修者によって焦点をあてているものが異なり、主には「患者の気持ち」「医療者としてのあり方」といった観点で記述されていた。

　たとえば、「患者の気持ち」に関する感想では、「精神的に不安定な中で情報を取捨選択することの難しさ」「民間療法が精神的な支えになることもある」「同じ乳がんという病気であっても、患者さんによって考え方や冷静さが違う」「患者さんも自分で勉強している」といった内容である。これまで自分が考えたり感じたことがなかった「患者の思い」について書かれていた。

　「医療者としてのあり方」では、「科学的に検証されていない民間療法が患者さんに勧められているという実態」「患者さんの不安な気持ちに寄り添うことの大切さ」「医療者から患者さんへの説明の重さ」などである。

(2)「○○の民間療法って、効果あるのですか？」と尋ねられたら、どのように答えるか

　前項と同様、この問いに対しても、学修者によって焦点をあてている具体的な行動のパターンが異なり、「どのように説明するか」「説明後、どのように自分は行動するか」といった観点の記述がみられた。

　「どのように説明するか」は、「選択するときの利点と欠点を説明する」「標準治療と民間療法の違いを説明する」「自分の意見を伝える（自分ならやらない、おススメはしない）」「効果は人それぞれです」「私はわかりません」といった記述である。また説明をするときには、「患者さんには、それぞれにさまざまな気持ちがあり、そのようななかで民間療法を行っている患者さんの気持ちを否定するような言い方をしないように気をつけたい」という主旨の記述もあった。

　また「説明後、どのように自分は行動するか」に関しては、「一緒に考えましょう」（＝患者と一緒に自分も考える）、「専門家に相談してください」（＝自分はそれ以上はわからないが、他者の助言を勧める）、「自分で決めてください、調べてください」（＝患者に判断を委ねる）といったパターンがあったが、こういった記述がない場合もあった。

4）患者の語りを取り入れたことの評価

(1) 学修者の学習内容に対する評価

　この授業では、学修者の反応（課題への回答）に対して個別の評価は行っていない。これは、もともと授業で「正解」を当てるために患者の語りを用いているのではなく、「患者のさまざまな価値観や考え、経験を知り、EBPのあり方を考えるきっかけにしたい」という意図で取り入れているためである。そのため、どのような反応であっても、この時点で正解／不正解はなく、回答の優劣はないと考えている

　ただし、医療の専門家としては、患者の気持ちや価値観を踏まえた態度・行動が望まれる。この授業では、まずは他者の考えを通して自分の考えを振り返ることができるよう、課題の回答を隣同士で共有したり、教員が要約したものを紹介するなかで、看護師として望まれる態度・行動がどのようなものかを問いかけるようにした。

(2) 授業としての評価

　患者の語りによる授業の効果を評価するためには、効果の指標の定義と、患者の語りを用いない授業を受けた学修者との比較が必要になる。そのため、1大学の授業の枠組みで厳密に評価することは難しいが、患者の語りは、「「疫学・保健統計学」の授業に、EBPという柱を通す」という重要な役割を果たしていると考えている。

　まず、動画を視聴した直後の学修者の変化は、課題への回答にもあったように、「同じ疾患をもつ患者であっても、個人によって補完代替療法への考え方が異なることへの気づき」が挙げられる。また、同じ授業に参加するほかの人の意見を通して、学修者自身も「人によって感想や意見が異なる」ということへの気づきについての感想がみられた（これは教員にとっても同様で、毎年同じ語りを用いていても、学修者から毎回新たな視点の回答・感想を受け取っている。教員も学修者の多様性に気づき、ともに学んでいることを感じる場面である）。

　これらのことから、患者の語りを通して、EBPにおいて科学的根拠のみが何かを判断するときの強い要素となるわけではないこと、個別性への配慮や患者の価値観との統合の意味について、理解を促すことができたのではないかと考えている。

　次に、中期的な変化の評価としては、動画を視聴した直後の学修者の反応をベースラインとして、一定期間後に、同様の課題に回答してもらうなど、その後の変化を観察する試みを行っているところである。

　また、筆者の印象に残っているエピソードで、学修者から「高校の数学を

大学に入ってまたやるとは思わなかった」といった声は毎年多く聞かれるが、その中でも、以前は「なぜ数学やエクセルを学ぶのかわからない」という声もあった。しかし、最近では授業がすべて終わる頃には「高校のときは、数学や統計が何の役に立つのかと思っていたが、医療でこんなふうに役に立つんだとわかった」という感想が聞かれるようになった。

　ただし、このような発言の変化は、患者の語り以外の要因が関連している可能性もある（たとえば、授業では「研究マインドを身につけることは、将来研究者を志望するかどうかにかかわらず、実践者として必要」という趣旨の説明を繰り返し伝えるようにしていることや、そのときの学修者の性格・関心、教員との関係性（コミュニケーション）、ほかの回の授業内容も考えられる）。授業で患者の語りを使用していない大学も含めて EBP の知識・態度・行動の調査等を行うことで、学修者の傾向の違いを把握することができるかもしれない。

4 他の授業における患者の語りの活用

1）「看護情報学Ⅱ」（1年次後期・必修・11月上旬）

　「乳がん患者への情報提供に関するランダム化比較試験」の論文を読解する授業で、「なぜ乳がん患者に情報提供が求められていて、患者はどのような気持ちにあるのか」の理解を促す目的で、以下の語りを使用した。

　視聴後の感想より、学修者は「治療法の選択は人生の選択であり、患者自身も、自らガイドラインなどさまざまな情報を集めて、決めている」「患者本人と家族では、必ずしも受けたい／受けてほしい治療が一致するわけではない」「患者の性格や考え方によって、希望する治療が異なることに気づいた」といった学びを得ていた。そして、「医療者からの情報提供の必要性」とともに、その際の患者の状況や考えへの配慮の必要性についても考える機会となっていた。

乳がんの語り	治療法の選択・意思決定	
術後抗がん剤治療を受けたが、肝機能が低下し、倦怠感が辛くて治療中止を決めた。夫は続けてほしかったと思うが、意思を尊重してくれた		

4　根拠に基づく実践を学ぶ

乳がんの語り	治療法の選択・意思決定	
一日も早くがんを取り除きたくて胸はいらないと思ったが、夫の希望もあって温存することになった			

乳がんの語り	治療法の選択・意思決定	
説明された抗がん剤治療の内容はガイドラインと同じだったので、迷いなくやることに決めた			

乳がんの語り	治療法の選択・意思決定	
がんが大きく、トリプルネガティブでリンパ節転移があり、医師に術前抗がん剤治療を勧められた。本で調べてわかっていたので、納得して治療を受けた			

乳がんの語り	治療法の選択・意思決定	
トラブル続きで治療のスケジュールがどんどん遅れていったので、先が見えない状態だった。疑問や希望を主治医に伝え、スケジューリングを考えていった			

2）「看護情報学Ⅱ」（1年次後期・必修・11月下旬）

　介入研究の研究方法論に関する授業で、「ランダム化」と「マスキング」の実際を理解するために、これらについて述べられた語りを利用した。

　臨床試験に参加した患者やその家族の経験を通した語りから、研究に参加するという立場に立ったときの「プラセボ群に割り付けられる可能性があることへの倫理的側面や、参加者の気持ち」や、「盲検・プラセボ・ランダム化を維持するうえでの研究上の工夫の必要性」について、学修者は学びを得ていた。

臨床試験・治験の語り	特有の仕組み（盲検、プラセボ、ランダム化）	
命に別状があるような危機感はなかったので、自分が主導権を握ってこの薬が本物か偽かを試せると思い、それでいいと思った			

臨床試験・治験の語り	特有の仕組み（盲検、プラセボ、ランダム化）	
治験の詳しい説明は理解できなかったが、プラセボだと何も効き目がないということは頭に焼き付いた言葉だった。母はなぜか自分はプラセボに当たらないと自信をもっていた		

臨床試験・治験の語り	特有の仕組み（盲検、プラセボ、ランダム化）	
治験の説明を受けて、全くの新薬ではないことやプラセボにあたっても今までの薬が全く飲めなくなるわけではないことがわかり、今までの薬の延長線として受け入れた		

臨床試験・治験の語り	特有の仕組み（盲検、プラセボ、ランダム化）	
手術時の麻酔薬の治験中、医師の言葉もあってプラセボではないと思っていたが、その後、実はプラセボだったということを知りちょっとぞっとした印象を受けた（音声のみ）		

臨床試験・治験の語り	特有の仕組み（盲検、プラセボ、ランダム化）	
薬が効いた気がした間は日誌を丁寧につけていたが、効果が感じられなくなってプラセボかもしれないと思い始め、飲み忘れたり記録し忘れるようになった（テキストのみ）		

臨床試験・治験の語り	特有の仕組み（盲検、プラセボ、ランダム化）	
飲んでいる薬が偽物ではないかという疑いを持たれないように、始めに本物の薬とプラセボを見せて違いがわからないことを示して説明したほうがいいと思う		

3）「看護情報学Ⅲ」（3年次前期・必修・5月上旬）

　システマティックレビューの授業で、乳がん患者に対するヨガの効果を検討したメタアナリシスを取り上げた際に、このような介入研究の科学的根拠が求められている背景の理解を促す目的で、乳がん患者の語りを利用した。

　患者の語りを通して、学修者自身の想像が及ばない「がんに罹患することによる心理面の変化や普段の生活への影響」について気づきを得ていた。特に、インタビュー当時の患者の年齢と同世代の学修者が多いことからも、患者の生の声を聴き、患者を理解することに、より関心が高まっているようであった。

| 乳がんの語り | からだ・心・パートナーとの関係 | |

退院後、おしゃれをしている同世代の友人と会ったり、テレビで女優を見ると、自分との差を感じて、生きているのが辛く、自分の殻に閉じこもっていた

5 患者の語りを取り入れた授業づくり

　筆者らが授業で患者の語りを活用するようになって3年になる。筆者の考えは「まずは授業に患者の語りを取り入れてみよう」という立場であるが、授業の一環で、このような動画教材を使う場合は、「よい動画だった、だから授業もよかった」ではなく、「動画を使用すると、より効果的に学修目標を達成できる」を目指したいと考えている。特に患者の語りは、授業の意図によらず、学修者に何らかの意味をもたらす場合が多いと感じている。一方で、極端な例ではあるが、「授業にメリハリが欲しいから、途中で動画を使っておこう」では、学修目標の達成にはあまり寄与しないかもしれない。そこで、これまでの経験を踏まえて、患者の語りを使うときに特に留意していることを紹介したい。

1）目的に合わせた課題の設定

　授業で初めて使う患者の語りは、学修者がどのような気づきを得るのか、教員が予想できていない部分もあったが、実際に使用してみて、改めて「課題における「問い」の設定」が重要だと考えている。患者の語りを通して、学修者から何を引き出し、その回答内容を教員はどのように使いたい（評価したい）か、考えておく必要がある。

　たとえば、今回紹介した授業事例では、学修者に特定の回答（正解）を求めるものではないが、「感じたことを自由に書いてください」という課題だけでは、「動画を観ることができて、よかったです」といった感想のみになることもある。そのため、学修目標に合わせて、学修者自身が考えるような問いにする必要があると考え、「あなたならどうするか」という具体的なアクションに落とし込んだ問いを設定した。

2）選択する患者の語りのテーマや数を決める

　患者の語りを通して気づいてほしい明確なポイントがある場合は、その内

容が含まれている語りを選択することになるだろう。

　一方で、正解／不正解がない課題を設定する場合、教員の考えと類似する語りのみを選択すると、学修のねらいから外れる可能性がある。たとえば、ある1つのテーマに対して、多くの患者が同じような経験をするわけではなく、さまざまな思いや考えがある場合、もし使用した語りが1つだとすれば、患者の多様性、個別性には気づきにくい。このようなケースでは、さまざまな観点による語りを複数選択することが望ましい。

3）学修者の状況に合わせて、語りの内容を補足する

　患者の語りは、学修者の学修状況によっては、知らない専門用語などが多数含まれていることがある。特に1つの動画が短いため、用語の意味がわからないと、何について語られているのか汲み取れないまま動画が終わる場合もある。筆者らが実際に授業で使用した語りの場合は、「民間療法」や「丸山ワクチン」、抗がん剤の具体的な名称が挙げられる。そのため、まず最初に視聴する語りの内容を説明し、わからない可能性がある単語は解説を入れたり、動画を流している途中で簡単な解説を挟むといった対応をとっている。

　また、教材が動画のみの場合、動画の視聴中に、耳から聞こえてくる内容に自分の理解が追い付かない場合や、視聴後に課題を解くときに、視聴した内容を振り返ることができない場合がある。このようなときは、語りのテキストの文章も紙で配布するほうが、学修者にはわかりやすいだろう。

4）今後の課題

　授業づくりでは、「なぜ学ぶのか、学んだことはどのように活かせるのか」を見据えて組み立てることができれば、学修者自身の学び方も変えることができる可能性がある[5]。その結果、従来の講義主体の授業よりも、「疫学・保健統計学」の知識や考え方が定着し、EBPの誤解を減らし、基礎知識の習得につながることを期待している。そのためには、学修者が、学修目標と「患者の語り」をつなげることができるような問いを、今後も検討したい。また、EBPの効果的な基礎教育はまだ確立されていないため、EBPの授業研究も必要である。看護基礎教育の段階から、EBPにおける科学的根拠と患者の価値観の統合のために必要な思考を養う授業を工夫していきたい。

謝辞：本稿の執筆にあたり、看護師のEBPやEBP学修の観点で助言いただいた坂木晴世氏（西埼玉中央病院・感染症看護専門看護師）に感謝申し上げます。

注1：「疫学」「保健統計学」は、保健師助産師看護師学校養成所指定規則で規定されている科目で、看護学教育モデル・コアカリキュラム（平成29年10月）では「根拠に基づいた看護を実践するための基礎となる疫学と保健統計について学ぶ」として位置づけられている。

注2：EBPの根拠となる研究には、量的研究のほかにも、質的研究、混合研究法などさまざまな方法論がある。特にEBPを考えるうえでは、近年、質的研究の結果の統合についても議論が進んでいる（たとえば、CochraneによるGRADE-CERQualやJoanna Briggs Institute(JBI)などがある）。ただし、本稿で取り上げる授業は「疫学」「保健統計学」を中心とした科目で、量的研究を中心とした科学的根拠との向き合い方に焦点をあてた授業であるため、本稿ではこれらについては述べない。

引用文献

1) 大学における看護系人材養成の在り方に関する検討会：看護学教育モデル・コア・カリキュラム〜「学士課程においてコアとなる看護実践能力」の修得を目指した学修目標〜，平成29年10月．〈http://www.mext.go.jp/b_menu/shingi/chousa/koutou/078/gaiyou/__icsFiles/afieldfile/2017/10/31/1397885_1.pdf〉［2019.5.19確認］
2) 松下佳代：ディープ・アクティブラーニング，勁草書房，2015．
3) 田中司朗・山口拓洋・大橋靖雄：看護系教育課程を持つ大学における疫学・生物統計学教育の実態調査，日本公衆衛生雑誌，52（1），2005，p.66-75．
4) Straus S, Haynes B, Glasziou P, et al.：Misunderstandings, misperceptions, and mistakes. ACP J Club 2007; 146: A8.
5) 中井俊樹：シリーズ大学の教授法3：アクティブラーニング，玉川大学出版部，2015．

ディペックス・ジャパンからのメッセージ

　私たちが乳がんのインタビューを始めた当初、「診療ガイドライン」という言葉はまだそれほど市民権を得ておらず、インタビューに協力してくださった患者さんに治療選択の話を聞いても、ガイドラインという言葉を出す人は非常に少なかった。10年以上が経過し、多くの患者向けのガイドラインが作られるようになり、状況は変わりつつある。医療者としても、正しく「科学的根拠」やその根拠が作られる研究方法について理解することが必要であり、それをもとにして患者さんやご家族とかかわっていかなくてはならない。本稿で紹介されている「看護情報学」における患者の語りの活用は、このような内容を学習することの目的の先に一人のいのちある人の存在が感じられるよう、非常に工夫された形で授業が計画されていると思う。発問の一つを「自分がどのように答えるのか」と設定したことで、授業で視聴した患者の語りの映像は、ただのビデオ教材ではなく、将来、自分の目の前にいる（かもしれない）患者として立ち現れてきたように思う。学生たちは内容を理解することを超えて、語っている患者の複雑な思いをくみ取り、医療者としてどう対応したらよいのかを真剣に考えることができたのではないだろうか。

5 病いの経験を語る患者に宛てる手紙
―薬学教育における医療コミュニケーション

患者主体の医療を考える

東京理科大学薬学部 後藤惠子

1 薬学教育に「患者の語り」を導入した意図

　薬学基礎教育が6年制になって13年が経つが、薬学部で行われている教育の多くが知識の提供に時間を費やしている。人の身体に影響をもたらす薬に関連した内容であるにもかかわらず、その授業からは薬の先にある人の存在が感じられない。筆者が担当する患者心理や医療コミュニケーションという領域においても、座学における学びが中心となっているのが実情である。そこで本学では、患者の気持ちを感じ取る心と、その気持ちに応えていく心構えや意志という、医療従事者に欠かすことのできない素養を醸成するために、①「患者の語り」をトリガーにしたSmall Group Discussion（SGD）、②模擬患者協力型演習やイメージワークなどのシミュレーション学習を取り入れたアクティブラーニングを実践している。

　「患者の語り」を用いた授業は、図Ⅱ-1に示すように4年次と5年次で3回実施される。4年次で最初に実施するのは、本稿のテーマである「病いの経験を語る患者に宛てる手紙」の授業である。次は、4年次後期から始まる医療薬学実習の中で行う「傾聴と共感」の演習である。ここでは、乳がんのホルモン療法に対するさまざまな患者の思いがトリガーに用いられ、その後、ホルモン療法に対して抵抗感を抱く患者役とのロールプレイ演習を行う。5年次の「患者心理とコミュニケーション」は選択の集中授業で、「認知症の本人と家族介護者の語り」から当事者の思いを知る授業を行っている。

　認定NPO法人健康と病いの語りディペックス・ジャパン（以下、ディペックス・ジャパン）の語りは、テーマごとに整理されており、授業のねらいや使用目的に応じ、一人の患者に焦点を当てたり、同じ治療に関する多様な語りを用い

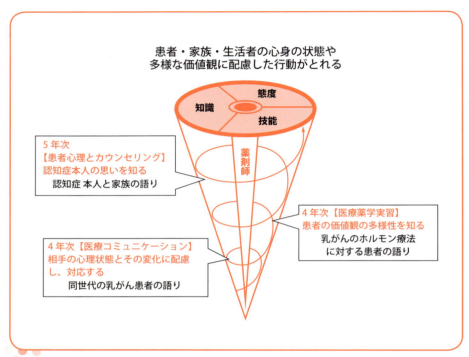

図II-1　患者・生活者本位の視点を育む
（射場典子・後藤恵子：患者の語りの教育的活用，ファルマシア，53（2），2017, p.131-133 を一部改変）

たり、疾患に焦点を当てて、患う人の思いへの理解を深めるなど、さまざまな用い方ができることが魅力である。

2 教育プログラムの概要

　ここで紹介するプログラムは、学生と年齢の近い20歳代で乳がんであることを告げられた女性（FCさん・仮名）の経験を通して、病むことがどういうことなのか、その思いに耳を傾け、患者の立場に立ってどのような配慮が求められているかを考える内容となっている。

　学生の資質を一様に論じることはできないが、核家族化の影響や、外遊びが減って会話を必要としないゲームが主流となっているせいか、人への声かけが不得意な学生が多いように感じる。また、医療人の立場としてどうすればよいかという課題にはそれなりに議論が弾むが、そこから出てきた意見には病む人と自分を切り離したうえでの客観的な意見が多い。自分の家族だったら、自分の親友だったらと考えると、もっと本人に寄り添うことができるのではないか、そんな思いから、この授業プログラムは生まれた。

3 「医療コミュニケーション」全体におけるプログラムの位置づけ

　FCさんの語りを用いた授業は、4年次開講の必修科目「医療コミュニケーション」で実施している。本講座は、医療を担う薬学専門家として、患者や多職種、地域社会と信頼関係を構築できるようなコミュニケーション力を培うために、患者心理の個別性、医療者と患者の価値観の相違などを踏まえたうえで、薬剤師のコミュニケーションはどうあるべきか、討議やシミュレーションを通して学ぶことが目的となっている（表Ⅱ-12）。「病いの経験を語る患者に宛てる手紙」のプログラムは、まず何より、患者の存在を意識してもらいたいと願い、一番最初の授業で展開している。

表Ⅱ-12　「医療コミュニケーション」における本プログラムの到達目標

- 病気やそのケアが患者や家族、周囲の人々の心身に及ぼす影響について説明できる。
- 相手の心理状態とその変化に配慮し、対応できる。（態度）
- 適切な手段により自分の考えや感情を相手に伝えることができる。（技能・態度）

4 「患者の語り」活用の実際

　本学での授業は反転授業の形式をとっている。語りの視聴は授業前に各自で実施し、それ以降のプログラムを講義室で行う。

1）反転授業のための事前課題

　学生には事前課題として「課題シート」を配布する。ここには(1)到達目標、(2)ディペックス・ジャパンの紹介、(3)授業概要を記載し、(4)として表Ⅱ-13のような課題を示している。

2）授業の進め方

　90分間のプログラムの展開を表Ⅱ-14に示す。

3）運営上の留意点

　反転授業であらかじめ語りを視聴してきても、90分の講義時間ではタイトなスケジュールとなる。最初の発表のグループ数を絞る、あるいは互いの考えを共有することに力点を置き、発表自体をなくすなどアレンジが必要と

表Ⅱ-13　反転学習の手順

① 「乳がんの語り」視聴メモをプリントアウトする。
　※視聴メモ：それぞれの語りの小見出し部分の後に空欄を設けた用紙
② FCさんのプロフィールを読む。
③ 個々の語りのウェブページから映像／音声を視聴。
④ 印象に残ったことを視聴メモに書き留める。
　※授業ではこのメモを頼りにSGDを実施する。
⑤ プロフィールの下にある「この人の語りを見る」の内容を見てからほかの語りを見てもよい。同じ20歳代の人がどんな語りをしているかに興味をもった人は、「乳がんの語り」のトップページにある「語り手の年代別：20歳代」にアクセスするとよい。

表Ⅱ-14　「病いの経験を語る患者に宛てる手紙」のプログラム

1. 目標の確認	授業目標を再確認する。
2. 進行の確認	手紙を書くまでのタイムテーブルを提示する。
3. SDGの実施（25分）	各グループの人数は最大で6人とする。各グループにはテーマが書かれたSGDシートを配布し、書記役の学生がディスカッションの骨子を記載する。 〔SGDのテーマ〕 ①語りを視聴して印象に残ったこと（なぜ印象に残ったのかも含めて）を共有する ②視聴した語りからFCさんの思いへの理解を深める（病気がFCさんにもたらした影響、FCさんはどんな人か、もし自分だったら、何を伝えたいのかなど自由な切り口で）
4. 発表（15分）	FCさんの思いへの理解を中心に発表。
5. 手紙を書く（20分）	FCさんにとって近しい人（きょうだい、友人等）として手紙を書く。手紙には自分の名前は書かずに、どの立場で書いたかだけを記載するよう伝える。
6. 手紙の交換（5分）	グループ間で手紙をランダムに交換する（教員が実施）。グループナンバーがわからないように便箋用紙にマークをつけておくなど工夫をする。
7. Best手紙の選出（10分）	グループ内でベスト手紙を選ぶ。発表は手紙を読み上げる形式で行い、選出理由を最後に言うようにあらかじめ伝える。
8. Best手紙の発表（10分）	選んだ手紙が誰の立場から書かれたものかを紹介し、書き手の思いを伝えるように読み上げる。最後に手紙を選んだ理由を言う。
9. 授業のねらいの共有（5分）	教員から手紙を書く授業のねらいを伝える。どの手紙がよいという評価はしない。

なる。学生が次のワークにスムーズに進めるように、準備と段取りをよくする。授業日程にゆとりがあれば、2回に分けて行うなど自由にアレンジが可能である。

5　授業で使用した「語り」

　語り手であるFCさんの簡単なプロフィールおよび本プログラムで使用する「語り」は以下の通りである。プロフィールの詳細は https://www.dipex-j.org/breast-cancer/profile/num41.html を参照されたい。

> FCさん（インタビュー41）のプロフィール
> 診断時：22歳。インタビュー時：25歳（2008年10月）。東海地方在住。悪性黒色腫（メラノーマ）を患った経験あり。2006年冬、自分でしこりを発見し、受診。右乳がんを診断され、右乳房切除術＋腋窩リンパ節郭清、術後抗がん剤治療を受けた。両親と3人暮らし。専門学校卒業後は飲食店で接客業のアルバイトをしていた。

乳がんの語り	乳がん検診

自己検診のやりかたをバイト先で教わり、偶然しこりを発見した

乳がんの語り	からだ・心・パートナーとの関係

乳がんとわかり、彼氏に別れを告げられた。これから自分の病気をちゃんと受け入れてくれる人が現れるのか不安になる

乳がんの語り	からだ・心・パートナーとの関係

退院後、おしゃれをしている同世代の友人と会ったり、テレビで女優を見ると、自分との差を感じて、生きているのが辛く、自分の殻に閉じこもっていた

乳がんの語り	抗がん剤・分子標的薬の治療

タキソテール2クール目から手足がしびれてきて、物を落としたり、こんにゃくの上を歩いているような感じがしたりして、点字ブロックに足を取られて転んだこともあった

| 乳がんの語り | 病気と仕事の関わり | |

医療職に就きたいと思って資格もとったが、面接を受けに行って病名を伝えると、断られることが多い

| 乳がんの語り | 周囲の人との関係 | |

手術したらもう治ったと思われて、わかってもらえず辛かった。「乳がんに気を付けてね」と言っても、友だちも20代で若いので自分のこととして捉えてくれないのが悲しい

6 「病いの経験を語る患者に宛てる手紙」の授業評価

1）「患者の語り」の活用について

　授業評価について、後で学生にアンケートをとったところ、「Q1：患者の心理やかかわりを考えるうえで、FCさんの語りを視聴することは役に立ったか？」について、「全く役立たない」から「とても役立った」の6段階リッカートスケールの質問で平均得点5.7と高い評価を得た。同時に、語りを視聴する前後で以下①〜③の項目で、意識の変化や気づきがあったかについて尋ねた（意識の変化や気づきがあった割合）。①「がん・がん治療」について（96%）、②「FCさんにとってのがんを患うという体験」について（99%）、③「現在の自分の立場でのFCさんへの接し方」について（94%）。

　また、感想からは、動画を視聴することに対して以下のようなメッセージが寄せられた。

- 年齢の近い人の語りだったので、決して人ごとではないと受け止めることができた。
- 言葉を詰まらせながら話す、目が潤むといった非言語メッセージからFCさんの思いがしっかりと伝わってきた。
- 患者にとって病院内の環境と社会の環境の違いがこんなにも大きいものなのだと改めて気づかされた。自分が患者の立場に実際ならなければわからないことがたくさんあると思うので、患者さんの体験やそのときの思いなど、患者さんの声を聴くことを大切にしていきたいと思う。
- 患者さんによって支えを必要とする時期も、その接し方も変わってくると思うので、もっと多くの患者さんの話を聴きたいと思った。

2）SGDを事前に行うことについて

　授業では、SGDそれ自体が、同じ薬学生の中でも多様性を認識し、コミュニケーション力を鍛える場として位置づけており、活発に議論することで、一人では考えつかなかった見解や気づきが生まれることを奨励している。

SGDは1年次から頻回に実施されており、話し合いが始まるまでに時間を要するということはほとんどない。

「Q2：患者の心理やかかわりを考えるうえで、SGDは役に立ったか？」についてQ1と同様の選択肢を用い、平均得点5.5と高い評価を得た。

「病いの経験を語る患者に宛てる手紙」の授業におけるSGDでは、これまで「印象に残ったこと」と「医療者としてどうかかわることができるか」をテーマとしていた。2年前より、2つ目のテーマを「FCさんの思いへの理解を深める」とし、より授業目標に即した内容とした。それにより、手紙の内容がより具体的になるなど、変化が現れたと感じている。

3）手紙を書く・選ぶということについて

「Q3：患者の心理やかかわりを考えるうえで、FCさんに手紙を書き、ほかの人の書いた手紙を読むことは役に立ったか？」について、Q1と同様の選択肢を用い、平均得点5.3とほかの2つの評価と変わらず高い評価となった。

SGDやレポートを書くスタンスと、手紙を書くスタンスが明らかに異なることはほとんどの学生が認識しており、患者の気持ちに応えていく心構えや意志という医療従事者に不可欠な素養を醸成する態度教育のとっかかりになったものと考える。

昨年までSGDの2つ目のテーマは「薬剤師として何ができるか」だったが、SGDのテーマをFCさんの思いへの理解を深めるための内容に変更したことで、それまでの「どうしてる？寂しいよ。今度、美味しいご飯を一緒に食べに行こう」などの、病人ではなく友人としての思いを重くならずにさりげなく伝えてはいるがFCさん自身が見えてこない手紙が減り、対話における傾聴の過程（相手の話をリフレインして受け止める）や、各自が考えるFCさんが伝えようと思ったことに対し、軽視したことへの謝罪や感謝の思い、その後、自分の取った行動を通して思いが伝わったとする内容（FCさんの自己肯定感につながる内容）の手紙が増えたと実感した。

また、学生の想像力の豊かさには毎回目を見張るが、FCさんの結婚式前夜に送った母の手紙、別れた恋人が再度付き合いを申し込む手紙、同じ病床で親しくなった友人からの手紙と、年々バリエーションが増えていく。現実のFCさんの思いと向き合うことができているか不安に感じるものの、どれも今の自分の思いを伝えるために、その立場やシチュエーションを選んだと思われるものが多い。

以下に学生の自由記述内容を紹介する。

■**手紙を書くにあたり難しかったこと**
- 心の内をうまく伝えるにはどう書き記すべきかを考えるのは大変だった。
- 手紙は相手が読んでどう思うかを最優先させて、その中で自分の思いをしっかり伝えないとならない。だが、いざ手紙を書いてみるとなるとそれをどのように言葉にしていいかわからずかなり時間がかかった。
- 実際に相手に伝える言葉だからこそ、言葉そのものについてナーバスになった。

■**手紙を選ぶ視点**
- FCさんが訴えていた内容をきちんと受け止め、それに対して自分にできることを本当に手紙の差出人になりきって、心を込めて書いている手紙。
- 独りよがりの心配ではなく、自分が今までとってきた無神経な態度を謝罪し、これからどうしていきたいかなどが書いてあるものを選んだ。
- 「頑張ってください」でなく「一緒に頑張っていこう」など自分から積極的にかかわっていこうという意思が見られるものを選んだ。
- 病人としてではなく大切な人という思いが込められたものを選んだ。
- かけてほしくない言葉が使われていないかなど、FCさんの気持ちを考えた。
- 読んだ瞬間、これはFCさんの親友が書いたんだろうなという気持ちにさせられた手紙があった。

■**他の人の手紙に触れて**
- 短時間で、なんであんなにいい言葉が浮かぶのかと思う。普段のいろいろな経験値の差なのかと反省する。
- 一人ひとり言葉の選び方も違うし、それぞれ何を1番に伝えたいのかが異なっていて、こんな風に気遣いができたらよかったなとか、こんな伝え方があるんだなとかいろいろ考えさせられた。

■**手紙を書くことで得たこと**
- 手紙の形にすることで、FCさんをより身近に感じることができた。
- 客観的な第三者としての立場ではなく、もし、自分の身近な人ががんになってしまったら、自分はどのように接し、どのようなことを心がけていかなければいけないのかということを考えることができた。
- 本人の話をじっくり聞いてみないと真摯に向き合うことはできないと思った。

4）反転授業であることについて

　本授業は、授業前までに6つの動画を視聴し終えて授業に参加するという反転授業のスタイルをとっている。そのため視聴してこない学生にとっては、授業内に行うSGDも手紙を書くことも全く意味のない行為となってしまう。また、視聴から授業まで半日～1週間の時間をおくことで、視聴した際に感じたさまざまな思いが薄れてしまわないかという懸念もあった。ちょうどそんなとき、ヒューマニティ・コミュニケーション教育を考えるワークショップに参加していた学生から、「ディペックス・ジャパンの患者の語りの授業はわれわれの大学でも導入されており、想像もしていなかった患者さんの苦悩を知ることができ、その場では盛り上がるが、そこでおしまいというか、語りを消費しているような印象がある」というような発言があり、その感性に新鮮な衝撃を受けた。

　病いの語りは、その人の人生の一部であり、今でも語るのがつらい記憶を、同じ病いを患う人や家族のためにと提供された貴重な資源であり、ウェブサイトにアップされるまでの長時間にわたる綿密な作業工程を体験した身としては決して消費されるべき性質のものではないと思っていた。意識せずに、語りを単なるツールとして扱ってしまうことはあるのではないだろうか。教

員自身も語り手への敬意を忘れずに、授業運営を行うこと、教員の姿勢そのものが"hidden curriculum"注になるようなことは避けなくてはいけないと思わされた一言であった。

　反転授業が、病いの語りが消費されることの解決策になるとは限らないが、自分のペースで語りと向き合えること、何度でも繰り返し聞き返すことができること、関心をもてばほかの語りも視聴できることは利点と考えられる。反転授業に移行して、なかには視聴してこない学生も2、3人はおり、慌てて授業中にスマホでフォローしている姿も見られる。しかしながら、議論は変わらず活発に行われており、むしろ半日〜1週間という間合いは、他者の経験を折に触れて思い出し、自分の経験として沈殿させていくのに必要な時間のように思われる。

7　今後の課題

　現在の反転授業のスタイルは、授業内でクリップを見る時間の制限に合わせて、視聴するクリップを指定するかたちをとっている。反転授業にした段階で、FCさんのすべてのクリップの中から、自分で視聴したいと思ったものを選ぶ方式にしたほうが、学生の個性を活かした展開が図れる可能性があったようにも思う。その分、共有に時間を有する可能性はあるが、一度挑戦してみたい。

注：社会学用語。学校教育において、公式のカリキュラム以外の場面で、生徒が教師や先輩の行動から学んでしまうものを非公式のカリキュラム（Hidden Curriculum；隠れたカリキュラム）と呼ぶ。一例として、実務実習の場で、患者の気持ちを大切にすることの重要性を説きながら、患者との実際の応対では一般的な応対に終始しているなど。

引用文献

1) 射場典子・後藤惠子：患者の語りの教育的活用, ファルマシア, 53（2）, 2017, p.131-133.

ディペックス・ジャパンからのメッセージ

　後藤氏は、任意団体設立当初からのディペックス・ジャパンのメンバーであり、「認知症の語りデータベース」の現責任者でもある。「病いの経験を語る患者に宛てる手紙」という授業は、2010年に後藤氏が開催した日本ファーマシューティカルコミュニケーション学会（略称 P-Co 学会）のワークショップで開発された授業である。このワークショップには全国の薬学部で医療コミュニケーションを教える教員20名ほどが参加した。参加者は事前にディペックス・ジャパンの語り（当時公開されていたのは「乳がんの語り」と「前立腺がんの語り」）をそれぞれに視聴し、どのような目的でどの語りのクリップを教材として使うか、それをどのように授業に組み込んで学生の評価を行うのかといった授業計画案を考えて持ち寄り、それらを全体で検討し、一つのプログラムとしてまとめた。それゆえ、これまで複数の大学で同様の授業が行われ、また、その後、大学独自のプログラムも開発され、それぞれに評価が行われてきた。本稿で「語りを消費している」という学生の感想の紹介があったが、患者当事者がディペックス・ジャパンの会議の中で「語りは私自身、私の分身」という表現をしていたことを思い出す。インタビューを担当した者としては、授業で語りのクリップを再生する前に「その人」がどのような背景の人か、インタビューの様子などをできるだけ紹介してきた。しかし、データベースを利用する多くの教員が一つの教材として授業に取り入れており、後藤氏が触れていたような "hidden curriculum" になっていたのかもしれない。改めて、語りをコンテンツとして対象化することなく、自分と同じ身体や心をもって病いや痛みを経験した生身の人間が語ってくれていることを意識的に学生に伝えるような授業運営を行うことについて考えさせられた。

Column

慢性疼痛当事者としての「語り」

● 理解されにくい慢性疼痛

　2014年にディペックス・ジャパンより「慢性の痛みの語り」の研究の一環として、インタビュー依頼をいただいた。脊髄損傷後慢性疼痛で激しい痛みを常時感じるようになってから十数年が過ぎた頃である。脊髄損傷後に激しい疼痛が生じ持続することがあり、確立した治療法もない。今でも広く知られているとは言い難い。ただ、この頃には、脳内で痛みを作り出すネットワークの形成や異常発火のメカニズムが解明されつつあった。

　それでも、依然として、医療者からでさえ、慢性疼痛患者は、痛みに加えて「気のせい」とか「精神的なもの」とのとらえ方や言葉に苦しめられる。お引き受けしたのは、これに反駁したかったことと、苦痛のあまり侵襲的な治療を選択しさらに悪化した例を、当事者間の情報によりいくらか知っていたので、そのような事態が減ることを願ったのが主な動機であったように思う。

　慢性疼痛は、語りとして他の疾患とは異質な側面をもつ。慢性疼痛では「痛み」そのものが病名であり、それは、「主観的情動体験」である。

　個人にとっての「痛み」という現実が「主観的」であるために、他者の理解を拒む。加えて、大体の場合、ひどい慢性疼痛は寛解することが難しい。痛みが永久に続くように感じる、時間軸のない物語は、語る側も困難で、聞く側もつらくなる。自ずと話題にすることは少ない。

　痛みが強まった当初は、信頼している医療関係者や近しい人にわかってもらおうと話してみた。相手も何とかわかってくれようとするが、なぜか理解されない気持ちが強まる経験をした。支援する側にとっては、拒絶された感じを与えるのは避けるにせよ、当事者のおかれている状況や時期などを考慮し、温かみのある、程々の「距離」をとる感性が要ではないかと考える。

　自分が「痛み」にまつわる何かを語ろうとすると、「痛みは理解されなくていい」を前提に、「慢性疼痛を抱え、向き合い（合わせられ）ながらの、生活の現実」や「痛みに影響されながらも、一時でも（一つでも）、それに支配されない体験、試み」等を、まとまりなく話すことしかできない。

● 当事者経験を伝える機会の広がり

　ディペックス・ジャパンで語って以来、「痛み」について話したり書いたりする機会をいただくようになった。以前は、痛みについて考えるだけでも痛みが増すので、なるべく遠ざけていた。今は、痛みはありながらも、少しでもよく表現することに、集中を高められるようになった気がする。

　数年前より年に一度、リハビリテーション科の1年生に自分の障害について話す機会を与えられているが、学生が目を輝かして聴くのは動画を交えた日常生活の風景である。症状より、具体的な工夫や支援への反応が高い。

　慢性疼痛当事者は痛みについて語ることが少ないだけに、ディペックス・ジャパンのウェブサイトでこれだけの「語り」を見ることができるのは貴重である。

港町診療所心療内科医師／「慢性の痛みの語り」インタビュー協力者　**今崎牧生**

6 医学部プロフェッショナリズム教育における患者の語りの活用

患者主体の医療を考える

東京医科大学八王子医療センターリウマチ科 青木昭子
東京医科大学教育IRセンター 瀬戸山陽子

1 医学部の授業における医療プロフェッショナリズムの導入

　社会から信頼される医師を育てるため、医学教育においてもプロフェッショナリズムを学ぶべきだという意見が全国的に受け入れられたのは、さほど昔のことではない。日本医学教育学会でプロフェッショナリズム教育を検討する委員会が立ち上がったのは2009年のことであり、「医師養成課程におけるプロフェッショナリズム教育の導入と具体化について」という提言がなされたのは2011年である[1,2]。
　この中で、プロフェッショナリズム教育の目的は「生命・健康やプライバシーを託すにたる信頼を患者から得るために、最善の努力をし続ける」医師を育成することであると述べられている。現在では多くの大学がプロフェッショナリズム教育をカリキュラムに取り入れ、それぞれに工夫した内容を盛り込んでいる。その内容はさまざまであるが、共通するのは医学部入学直後から始め、実際の行動のレベルに到達するように、継続的かつ実践的に学修することである。
　東京医科大学医学部医学科では2014年4月に学修成果基盤型教育をベースとした新カリキュラムを開始し（図Ⅱ-2）、臓器別診療科や専門分野にとらわれず、1年生から継続的に学修する横断的領域を取り入れた（図Ⅱ-3）。この横断的領域の学修の中心がプロフェッショナリズム教育で、現代社会における医療専門職のプロフェッショナリズムについて、講義や体験、グループワーク、自主学習などさまざまな方法によって学修できるよう工夫している。順次性を重視し、1年生の「医学入門」に引き続き、2～4年生で「医療プロフェッショナリズムⅠⅡⅢ」を学ぶ。2年生の医療プロフェッショナリズ

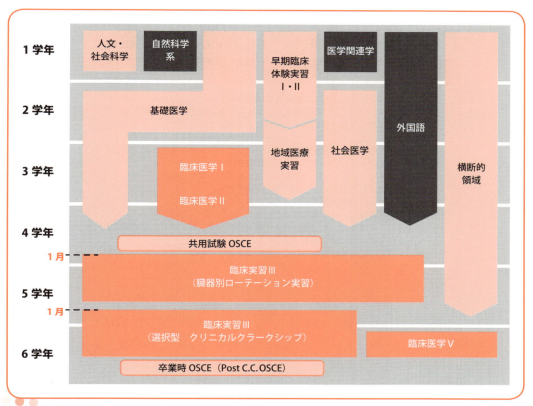

図II-2　東京医科大学医学部の6年間のカリキュラム

※ OSCE：Objective Structured Clinical Examination ／ Post C.C.：Post clinical clerkship

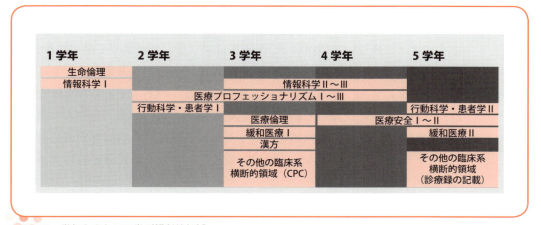

図II-3　学年をまたいで学ぶ横断的領域

※医療プロフェッショナリズムは2〜4年で継続して学修する。

表Ⅱ-15 「医療プロフェッショナリズムⅠ」（2年生）の学修目標

医療を学び、医師を目指す者として、プロフェッショナリズムについて深く考え、学習の中で自己を振り返りながら、礼儀・礼節を身に付け、プロフェッショナリズムに沿う活動を実践できる。

科目におけるコンピテンシー
1　プロフェッショナリズムとは何かを説明できる。
2　プロフェッションとしての医師というキャリアを自覚することができる。
3　人生の終末期にある患者に対する医療者のあり方を説明できる。
4　グローバル化を、プロフェッショナリズムの視点で説明することができる。
5　患者に対する、医師、医学生としてのプロフェッショナルな態度を説明できる。
6　医師としてのキャリアパスを描くことができる。
7　性差、性的マイノリティーの存在を知り、共感的態度がとれる。
8　基本的人権としてのジェンダー平等を説明できる。
9　患者に立脚した患者情報を取得することができる。
10　患者の経験を知り、共感的態度がとれる。
11　研究倫理、医療倫理、利益相反および個人情報など、特に医師として考慮すべきプロフェッショナルな態度について説明できる。
12　互いの違いを認め多様性あふれる社会に向きあうことができる。
13　ICT時代のプロフェッショナリズムについて知り、適切な行動がとれる。

※ ICT：Information and Communication Technology

ムⅠの学修目標を表Ⅱ-15に、2018年度の授業内容を表Ⅱ-16に示した。

本論では、2018年10月9日に実施した180分の授業を紹介する。

2 患者の語りを用いた授業内容

授業の冒頭でEvidence-Based Medicine（EBM）とNarrative-Based Medicine（NBM）について説明し、両者は対立する概念ではないこと、患者中心の医療の実践においてどちらも重要であることを強調した（表Ⅱ-17）。収集した情報を患者に適用する際には、エビデンス（臨床疫学的根拠）、患者の病状と周囲を取り巻く環境、患者の意向と行動、医療者の臨床経験の4つを考慮すべきとされている（図Ⅱ-4）[3]。医療者はエビデンスに基づく最善の検査法、治療法が目の前の患者にとっても最善のものであるのか考えるとともに、適切かつ安全に実施できるかを考える必要がある。一方、患者自身も検査や治療について考え、医療者と話し合うことが求められている。医療者は患者の不安に寄り添い、患者や家族の希望をくみ取るために、現病歴や既往歴などケアのために必要なことを一方的に"聞く"のでなく、患者が自ら語ることを"聴く"力が重要となる。

ここで医療者が修得すべき能力は「物語能力（narrative competence）」で、斎藤はこれを次の4つの物語的行為（narrative act）を実行する能力と定義している[4]。

表Ⅱ-16　2018年度「医療プロフェッショナリズムⅠ」の講義日程

月日	時限	方式	講義内容	到達目標
9月4日	1	講義	プロフェッショナリズムとは何か（総論）	プロフェッショナリズムとは何かを説明できる。
	2	講義	情報化社会におけるプロフェッショナリズムとは何かについて学ぶ	ICT時代のプロフェッショナリズムについて知り、適切な行動がとれる。
9月11日	1	講義	なぜインフォームドコンセントが必要か〜プロフェッショナリズムの視点から〜	インフォームドコンセントの目的が理解できる。
	2	講義	【特別講演】死を前にした人にあなたは何ができますか	プロフェッションとしての医師というキャリアを自覚することができる。
9月18日	1	講義	国際化とダイバーシティにおけるプロフェッショナリズム	グローバル化を、プロフェッショナリズムの視点で説明することができる。
	2	講義	循環器疾患と病歴の取り方〜医療面接の極意	患者に立脚した患者情報取得と医療情報提供についての方法論を学ぶ。
9月25日	1・2	講義とSGD	医師としての将来を考える	キャリアについて学び、自分が働く上で大事にしたい価値観を見つけることができる。自分を取り巻く働く環境を知り、自身のキャリアパスイメージを持つことができる。
10月2日	1・2	講義とSGD	多様性ダイバーシティに対応できる医療	性差とは何かを学ぶ。性的マイノリティの存在を知り、共感的態度がとれる。
10月9日	1・2	講義とSGD	患者の語りから学ぶ	患者の経験を知り、共感的態度がとれる。
10月16日	1・2	講義	医療プロフェッショナリズムⅠの振り返り	プロフェッショナリズムについて振り返る。

※ SGD：Small Group Discussion

①患者の言葉に耳を傾け、病いの体験を物語として理解し、解釈し、尊重する。
②患者がおかれている苦境を、患者の視点から想像し、共感する。
③医療における多様な視点からの複雑な物語群を把握し、そこからある程度の一貫性をもつ物語を紡ぎ出す。
④患者と物語を共有し、患者のために行動する。

本授業では「物語能力」を高めるため、教材として認定NPO法人健康と病いの語りディペックス・ジャパン（以下、ディペックス・ジャパン）の患者の語りの動画を用いた。

表II-17　「医療プロフェッショナリズムⅠ：患者の語りを聴く」授業スケジュール

9：00〜9：20	講義	・「患者の語り」を聴くことの意義／EBMとNBM ・ディペックス・ジャパンの紹介
9：40〜10：00	動画視聴	慢性疼痛の若年女性の語り
10：00〜10：15	各自	考えてみよう ・この女性はどのような不安や困難を感じていると思いますか ・この女性に対面していたらどのような言葉をかけますか
10：15〜10：25	発表	
10：25〜10：40	（休憩）	
10：40〜11：00	動画視聴	医療者とのかかわり：4人の患者さんの語り
11：00〜11：20	グループワーク	・患者さんの語りについての感想 ・どのような対応をすればすれ違いが生じなかったか
11：30〜	発表	

※ EBM：Evidence-Based Medicine ／ NBM：Narrative-Based Medicine

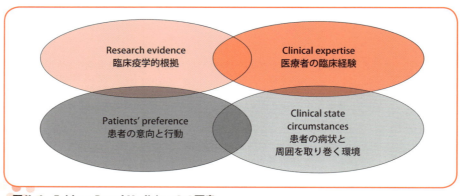

図II-4　Evidece-Based Medicine の4要素

（Haynes RB：Physician's and patients' choices in evidence based practice Evidence dose not make decisions, people do, BMJ, 324, p.1350, 2002.）

表II-18　22歳女性のプロフィール

インタビュー時：22歳（2015年7月）、疼痛期間2年、診断名：複合性局所疼痛症候群（Complex regional pain syndrome：CRPS）。関西在住の女性。ワインのビンが破裂し、破片が右手に刺さった。皮膚移植の手術後から右手中指、薬指、小指と手のひらに激痛が持続した。内服薬と神経ブロックで治療を受けたが、思うような効果が得られず、今でも火に炙られているような苦痛があり、右手を常に「グー」にして刺激を避けているため、日常生活で右手が使いにくい。現在は大学院で学業を続けている。

1）22歳の女性の語り

学生と同世代である22歳の女性（表II-18）の語りから、以下の2つのクリップを選び全員で視聴した。

慢性の痛みの語り	「痛みの慢性化」をどう受け止めるか	
この痛みが一生続くのかと思うとつらい。痛みの範囲が広がったという人の話も聞き、先が見えないのが不安。これからの人生がもったいない結果に終わるのかと考えてしまう			

慢性の痛みの語り	学業・仕事への影響	
学校を休まなくてはいけないことが辛かった。同級生が就職活動をしている中で自分は卒業できるのか、将来、働くことができるのかとても不安だった			

視聴後、「この女性はどのような不安や困難を感じていると思いますか」「この女性があなたに痛みを語ってくれたとき、どのような言葉をかけますか」の2つの課題について15分間考えたのち、数人に発表してもらった。

2）医療者とのかかわりについての患者の語り

乳がんの語り、前立腺がんの語りの中で、医療者とのかかわりについて語った4人の患者の、5つのクリップを紹介した。

乳がんの語り	診断されたときの気持ち	
医師が母親の方を見て告知したので、誰のことかと聞いてしまった。自分はびっくりしすぎてすぐには涙が出ず、母が先に泣いたので慰める方が先になった（女性、診断時：27歳、インタビュー時：33歳、2分46秒）|		

乳がんの語り	診断のための検査	
医師に「細胞診」と言われても、「疑わしい」と言われても何が何だかわからなかった（女性、診断時：49歳、インタビュー時：54歳、45秒）|		

| 前立腺がんの語り | 病院・医師の選択 | |

がんと診断されたとき、5年生存率70%と言われたので何故そんなことを言われなきゃならないのか？と返し、その病院と縁を切った（男性、診断時：65歳、インタビュー時：69歳、1分9秒）

| 前立腺がんの語り | 診断されたときの気持ち | |

病名はともかく、余命の告知は果たして行う必要があるのか疑問。必要のない余命告知は患者の寿命を縮めると思う（男性、診断時：65歳、インタビュー時：69歳、1分33秒）

| 前立腺がんの語り | 治療法の選択・意志決定 | |

医師から治療法を示され「どれでも妥当だから選んでください」と言われて困ってしまった。（男性、診断時：62歳、インタビュー時：71歳、47秒）

　4人の年齢や疾患はさまざまだが、医療者の言葉や態度に違和感や疑問、不満をもったことを語っている。医療者と患者のコミュニケーションがうまくいかなかったのはなぜか、どうすればよかったのかをグループで話し合い、発表してもらった。発表内容の一部を表Ⅱ-19に示した。

3 患者の語りを取り入れたプロフェッショナリズム教育

　ナラティブ教材とは「患者・家族が病の体験を自ら言葉で語った作品（物語）を、学習者が患者・家族の体験を理解するために教材化したもの」と定義されている[5]。瀬戸山らはナラティブ教材を用いた医療系学生の学修についての30の文献をまとめ、学修効果を以下の7つに分類した[6]。

　①個々の当事者の苦悩に対する理解の深まり
　②疾患や障がいに対する理解の深まり
　③当事者に対するイメージ・価値観の変化
　④当事者に対する共感や感情的な反応
　⑤当事者から見た、当事者と周囲との関係性に対する理解
　⑥医療者としての姿勢や、医療、看護、社会の在り方
　⑦自分自身への省察

表II-19　グループワークでの学生の発表内容（一部）

語り	医療者と患者のすれ違いはどうして起こったか・どうすればよかったか
乳がんの語り（診断されたときの気持ち）	・医師は母親のほうではなく、患者さんのほうを向いて話したほうがよいと思った。 ・母親のほうを見るのではなく、これからもずっと向き合っていくという姿勢を示すために、患者本人のほうに伝える必要がある。 ・医師は患者本人に対する思いやりがなくて、伝わればいいとしか思っていなかったのではないか。そういう態度が患者さんに伝わってしまい、信用できないと思われたのではないか。 ・本人にとってつらい状況を受け入れてもらうためにも、ちゃんと本人とアイコンタクトを取って話したほうがよかった。うれしい知らせではないので、医師も言いにくかったのか。 ・乳がんは女性にとって大変なことで、医師も伝えにくかったと思うが、それでも伝える必要があるので、どう伝えるか、どう表現するかが重要。
乳がんの語り（診断のための検査）	・医療者が使う用語をなるべく使わないようにする。 ・患者さんが質問しやすいようにする。患者さんが理解しているかを確かめる。 ・患者さんにわかりやすいような言葉を使う。患者さんの理解の程度を、表情などから確認しながら話す。 ・（医療の経験が）何もなかったらCTやMRIの用語もわからない。
前立腺がんの語り（病院・医師の選択）	・告知をしてほしいかを一度確認して、希望があればする。前もって尋ねたらよかった。 ・生存率を知りたい患者さんもいると思う。何か心配なことはないかと尋ねるなど、患者さんとコミュニケーションをとってから知りたい方には伝える。 ・5年生存率70％はとてもよいように思うが、患者さんによっては、30％の人は亡くなるととらえる人もいる。
前立腺がんの語り（治療法の選択・意志決定）	・患者さんの希望をもう少し詳しく聞くべきだった。 ・ただ治療法を提示するのではなく、治療法の細かい情報も一緒に提供する必要があった。 ・4つの治療法を簡単に説明をしたうえで、誘導にならない範囲で「自分だったら……」というような、医師の意見を添えたほうがよかった。 ・医師と患者と患者の家族など、いろいろな人で考えればよかった。

　今回紹介した授業は、患者・家族の語りを傾聴し、患者に共感する力を修得することを目標に、ナラティブ教材としてインターネットで公開されているディペックス・ジャパンの患者インタビュー動画を利用した。この動画は閲覧が容易で、短時間での利用が可能なだけでなく、授業時間以外にも学生がネットを利用して視聴できるという利点をもっている。

　医学科2年生は病名や症状についての知識はもっているが、実際の患者と会話する機会はほとんどない。そのため動画を観て「生の声でリアルだった」という感想が複数あった。本教材の有用性については2015年の授業の感想を瀬戸山がまとめ報告した[7]。学生は患者の語り動画を視聴し、医療者の些細な言動に対する患者の思いや、患者を取り巻く人間関係など、医療者が接する場だけでは知ることが難しい患者の思いを感じ取っていた。たとえば、医療者にとっては日常的に使う「がん」という言葉で、患者が「死」をイメージすることに気づいたり、自分自身の病気の体験を思い出して患者の気持ちを想像したりしたことが感想文から読み取れた。動画教材は手記や闘病記などの文字教材に代わるものではないが、大教室で多くの学生が一緒に視聴し、

短い時間で考え、話し合う教材として多くの長所をもつことがわかった。

*

　医学部のプロフェッショナリズム教育において、ウェブサイトにデータベース化されている患者の語りは、無料で利用でき、学修目的に合わせ、適切な語りを選択することによって患者 - 医師関係、コミュニケーションをリアルに学ぶことができる有用な教材であると考える。

引用文献

1) 宮田靖志・野村英樹・後藤英司、他：提言：医師養成課程におけるプロフェッショナリズム教育の導入と具体化について，第 16 期日本医学教育学会倫理・プロフェッショナリズム委員会，医学教育，42，2011，p.123-126.
2) 大生定義：医学教育とプロフェッショナリズム，日医大医会誌，7（3），2011，p.124-128.
3) Haynes RB: Physicians' and patients' choices in evidence based practice Evidence does not make decisions, people do, BMJ, 324, 2002, p.1350.
4) 斎藤清二：医療プロフェッショナリズム教育における物語能力の訓練，心身医，52，2012，p.1014-1021.
5) 小平朋江・伊藤武彦：ナラティブ教材としての闘病記：多様なメディアにおける精神障害者の語りの教育的活用，マクロ・カウンセリング研究，8，2009，p.60-67.
6) 瀬戸山陽子・森田夏実・射場典子：医療系学生が当事者のナラティブに触れることにより得られる学び：国内における文献レビュー，日本看護学教育学会誌，27（1），2017，p.1-10.
7) 瀬戸山陽子・青木昭子：低学年の医学生，看護学生授業における患者インタビュー動画教材の有用性に関する質的分析，医学教育，48（4），2017，p.243-247.

ディペックス・ジャパンからのメッセージ

　青木氏とは、日本医学教育学会で患者の語りを用いた教育・研修に関する実態報告をした際に出会い、われわれの活動に長らく関心をもっていたことを知った。以後、多忙な臨床の合間を縫って教育的活用のワーキンググループにも参加してくれている。ここ数年、WFME のグローバルスタンダードによる国際認証などの動きで、わが国の医学教育における転換期が続いており、教育の中に行動科学や社会科学をいかに組み入れるか、プロフェッショナリズム（PF）教育をどのように行うのか、さまざまな議論がなされてきたように思う。PF は、ヒューマニズムや倫理、スピリチュアリティなどを包含する広い概念として概ねとらえられており、さまざまな価値感や共感力、聴く力や語る力を育むためにナラティブを用いた教育の重要性が指摘されている。医師としての PF を考えるうえでは、医療の受け手である患者の視点や患者の立場を想像することが不可欠である。医学総論の授業で患者の語りを使ったある臨床医は、「これは学生のうちに何度も見たほうがいい、医者になってからも見たほうがいい」と言っていた。PF の育成はある時点の一つの科目で終わるものではなく、6 年間を通じて、また臨床に出てからも続く学びだと思う。今回の授業がどのように学生の中に種をまいたか、将来どのように花開くかを楽しみにしたい。

7 語りをもとにした「模擬患者参加型学習用シナリオ」の作成とその活用
―服薬指導の場面をとらえて

患者主体の医療を考える

金城学院大学薬学部　仲山千佳

1　シナリオに患者の語りを活用した意図

　医療分野におけるコミュニケーション教育は、今や必須とされ、座学や学習者同士のロールプレイによる学習が行われているが、近年これらに加え、模擬患者（Simulated Patient；以下、SP）によるコミュニケーション学習が盛んに行われるようになってきた。

　医療者教育においてSP参加型コミュニケーション学習（以下、SP参加型学習）が認知されるなか、筆者らは2007年に立ち上げたSP研究会において、薬学生教育のほか、現場の薬剤師を対象としたSP参加型学習を実施している。この取り組みの中で、認定NPO法人健康と病いの語りディペックス・ジャパン（以下、ディペックス・ジャパン）の語りをもとに本学習用のシナリオを作成し、コミュニケーション学習に活用した事例について紹介する。

1）SP参加型学習とは

　SPは、病気やそれに伴う症状、さらにその患者の性格や生活背景などを詳しく設定したシナリオをもとに、医療従事者や教員ではない一般市民が演じる。SPは、演技やSP自身が感じたことを言語化して学習者へ伝え返すフィードバックなどの一定のトレーニングを受けたうえで、学習者に対して本物の患者同様に接する。このため、SPが参加して行われるコミュニケーション学習では、学習者から受けた対応について患者としてフィードバックすることにより、学習者は自らのコミュニケーションの特徴や課題に気づくことができるのである。

　このSPによる教育方法は、米国のH.S.Barrowsらによって、主に医学教

育において始められたもので[1]、わが国においては、医学をはじめ歯学、看護学、薬学などの学生教育においても、面接技能実習や客観的臨床能力試験（Objective Structured Clinical Examination ; OSCE）で、SPによる教育や試験が実施されている[2]。

　この学習方法の利点として、①いつでもどこでも使える、②何度でも繰り返して使える、③常に同一の患者役の設定が利用できる、④状況や条件を調節できる、⑤患者に関する議論をその場でできる、⑥本物の患者に害が及ばない、⑦学生が安心して練習できる、⑧SPからのフィードバックが得られる、⑨時間の制約がない、が挙げられ、特にSPからのフィードバックについては、患者の心の声が教育にフィードバックされる有用な情報であるとされている[3]。

2）患者の語りを活用する意義

　患者の視点に重点をおきながら、人と人との信頼関係のもとに成り立つコミュニケーションを学ぶうえで、SP参加型学習は大変有用な学習方法である。このSP参加型学習を実施するにあたって重要となるのが、学習用シナリオの作成である。

　シナリオは、SPが実際の患者を模すためのものであり、このシナリオにリアリティがなければSPの演技に信憑性がなくなり、当然ながらこの学習方法による十分な効果は得られない。また、医療者側の視点でシナリオを作成すると、治療方法や処方内容、薬の説明の良し悪しが学習の焦点となってしまう危険性がある。

　近年、医療現場で求められている、患者との信頼関係を構築し「患者中心の医療」の実現を目指す医療者の育成にあたっては、医療者側の視点ではなく、患者側の視点でなおかつ患者の生の声をもとにしたシナリオを作成する必要がある。このような観点から、患者が抱える思いや不安、生活背景などを重視したリアリティのある学習用シナリオの作成を目指し、実際の患者の体験談が収められた本データベースを活用するに至った。

2　患者の語りを用いた学習用シナリオの作成方法

　語りを用いるにあたっては、各語りのデータベースの中から、特に患者の感情や心の葛藤が顕著に表れているケースで、さらに学習対象となる医療者が現場で患者とかかわる場面を想定し、参考とするインタビューを選択している。

これまでに筆者らがディペックス・ジャパンのデータベースを活用して作成したシナリオは、乳がん、前立腺がん、認知症の 3 疾患で、1 つのシナリオの作成には、主となる数例のインタビューを参考としている。

　また、学習者がその疾患の患者の病期に沿ったコミュニケーションが学べるよう、シナリオは疾患の初期から後期にかけて一連の流れを追ったものとしている。たとえば、乳がんや前立腺がんについては、がんの発見から治療、予後に至るまでを、認知症については、進行度と症状でインタビューを分類したうえで初期から後期までの経過を追えるような構成となっている。

　さらに、病態や薬物治療の詳細な設定については、ガイドラインや専門書籍を参考に確認を行い、最後にシナリオ全体の設定に無理や矛盾がないかについて、SP、医師、薬剤師らと検討・調整を行いながらシナリオを作成している。

1）乳がんのシナリオに使用した「語り」

　「乳がんと診断された患者への服薬指導」「抗がん剤治療を開始する患者への服薬指導」「抗がん剤治療中の患者への服薬指導」「放射線治療中の患者への服薬指導」「ホルモン療法中の患者への服薬指導」「リンパ浮腫の改善と再発予防を訴える患者への応対」のシナリオを、以下の「語り」を使用して作成した（実際にはより多くの「語り」を活用しているが、ここでは割愛し各クリップの URL のみ示す）。

乳がんの語り	抗がん剤・分子標的薬の治療	
抗がん剤治療で爪が黒く変色し、物が当たると激痛があり、出血したり剥がれたりしてしまうので、ガーゼで爪を保護していた		

乳がんの語り	診断されたときの気持ち	
まさか私が、授乳期でおっぱいが詰まっているだけと思っていたのに、がんだと言われ、他人事に思えた。そして、涙があふれて止まらなかった		

乳がんの語り	抗がん剤・分子標的薬の治療	
最初はすごい吐き気を予想したが、実際ひどかったのは抗がん剤の点滴後 3-4 時間でそれを過ぎるとみるみる楽になった。1 度体験したら次はコツをつかんで行動できた		

乳がんの語り	放射線療法	

術前抗がん剤、手術を終えて、放射線治療が始まった。毎日通うのは体力的にはつらかったが、医師や家族に励まされながら25回の照射をクリアすることができた

乳がんの語り	ホルモン療法	

子宮体がんのリスクがあると聞いているし、これからまだつらい思いをするかと思うと、ホルモン療法をするか迷っている

乳がんの語り	リンパ浮腫	

術後1年ぐらいしたときにピリピリとした痛みと指先のむくみを感じて医師に伝えたら、リンパ浮腫かもしれないと言われた

〈https://www.dipex-j.org/breast-cancer/topic/life/kazoku/538.html〉
〈https://www.dipex-j.org/breast-cancer/topic/treatment/kouganzai/729.html〉
〈https://www.dipex-j.org/breast-cancer/topic/treatment/housha/553.html〉
〈https://www.dipex-j.org/breast-cancer/topic/treatment/horumon/616.html〉

2）前立腺がんのシナリオに使用した「語り」

「前立腺がんと診断された患者への服薬指導」「MAB療法中の患者への服薬指導」「骨転移したがんの疼痛緩和開始時の服薬指導」のシナリオを、以下の「語り」を使用して作成した（実際にはより多くの「語り」を活用しているが、ここでは割愛し、各クリップのURLのみ示す）。

前立腺がんの語り	症状のはじまりと受診のきっかけ	

残尿感があったが、疲れたときに出ていたので、誰でもなるものと考えていた

前立腺がんの語り	内分泌療法（ホルモン療法と精巣摘除術）	

治療の順序としては手術後、放射線療法、そのあとにホルモン療法というのが一般的だと言われ、今は薬を飲みながら定期的にPSAを測っている

前立腺がんの語り	前立腺がんの進行と治療	
がんと仲良く生きられればいいと言ってはいるものの、やはり痛みがあると不安になる。不安は完全にはなくならない			

〈https://www.dipex-j.org/prostate-cancer/topic/treatment/horumon/1463.html〉
〈https://www.dipex-j.org/prostate-cancer/topic/treatment/horumon/1468.html〉
〈https://www.dipex-j.org/prostate-cancer/topic/treatment/horumon/1464.html〉
〈https://www.dipex-j.org/prostate-cancer/topic/progression/shinkou/1606.html〉
〈https://www.dipex-j.org/prostate-cancer/topic/progression/shinkou/1610.html〉
〈https://www.dipex-j.org/prostate-cancer/topic/progression/shinkou/1611.html〉

3）認知症のシナリオに使用した「語り」

　「アルツハイマーと診断された患者への服薬指導」「アルツハイマー中期へと進行した患者と介護者への服薬指導」「アルツハイマー後期へと進行した患者の介護者への服薬指導」「脳血管性認知症の患者と介護者への服薬指導」のシナリオを、以下の「語り」を使用して作成した（実際にはより多くの「語り」を活用しているが、ここでは割愛し、各クリップの URL のみ示す）。

認知症の語り	診断されたときの気持ち（認知症本人）	
診断がつくまでは妻も戸惑っていたし、このままでは自分もダメになると思った。泣いていてもしょうがない、運動をすれば病気を最小にとどめられるのではと思い、ともかく走った			

認知症の語り	診断されたときの気持ち（家族介護者）	
うつ病と言われ、薬も効かずに手立てがない感じがずっとしていた。病名がついたことで、2人でがんばっていこうと、ようやく受けとめられた			

認知症の語り	病気と仕事のかかわり	
忘れっぽいという指摘を受けて、仕事の質を保つために、同僚にも再チェックを依頼したり、他の人の意見を聴くなど工夫することで、かえって仕事の視野が広がった			

認知症の語り	介護サービスの利用	
診断を受けて3〜4年たった頃から家事ができなくなり、ヘルパーさんを使ったり、デイサービスを使うようになった			

認知症の語り	介護と仕事のかかわり	
妻の発症から 8 年、仕事の場を自宅に移し、24 時間介護をするようになると社会性がなくなり自分が孤立するかもしれないと思うと怖かった		

認知症の語り	認知症のタイプと症状の違い	
脳血管性認知症の父の主治医に先のことを聞いたら「アルツハイマーではないので、階段状に一定の症状が続いて、落ちるときはとカクンと落ちる」と言われた		

〈https://www.dipex-j.org/dementia/topic/to-be-patient/shindan/553.html〉
〈https://www.dipex-j.org/dementia/topic/diagnosis/hajimari/300.html〉
〈https://www.dipex-j.org/dementia/topic/diagnosis/hajimari/303.html〉
〈https://www.dipex-j.org/dementia/topic/to-be-patient/live/2107.html〉
〈https://www.dipex-j.org/dementia/topic/diagnosis/kusuri/356.html〉
〈https://www.dipex-j.org/dementia/topic/to-be-carer/kattou/677.html〉
〈https://www.dipex-j.org/dementia/topic/to-be-carer/work/2349.html〉
〈https://www.dipex-j.org/dementia/topic/diagnosis/hajimari/69.html〉
〈https://www.dipex-j.org/dementia/topic/diagnosis/kakaru/325.html〉

4）SP 用シナリオと薬剤師シナリオの実際

　薬剤師を学習対象者としたシナリオでは、SP 用と薬剤師用をそれぞれ分けて作成している。**表Ⅱ-20** に実際に作成したシナリオの一部を示した。このシナリオでは、乳がんの抗がん剤治療中に生じた副作用に対して、患者がそのときどのように感じていたのか、各インタビューで語られた患者にしかわかりえないそのときの感覚や思いをシナリオに反映できるような構成となっている。

　SP 用のシナリオでは、患者の年齢・性別・治療内容のほか、患者の気持ちや家族構成、生活背景に至るまで、具体的に設定している。一方、薬剤師用のシナリオでは、患者の処方せん内容やアレルギー・副作用歴など実際の対応場面で薬剤師が把握できる情報に限定した内容となっている（**表Ⅱ-21**）。

表Ⅱ-20　乳がんの抗がん剤治療中の患者への服薬指導（SP用シナリオの抜粋）

インタビュー14
抗がん剤・分子標的薬の治療
→副作用について→吐き気・食欲不振

最初はすごい吐き気を予想したが、実際ひどかったのは抗がん剤の点滴後3〜4時間でそれを過ぎるとみるみる楽になった。1度体験したら次はコツをつかんで行動できた。

インタビュー41
抗がん剤・分子標的薬の治療
→副作用について→爪や皮膚の変化

抗がん剤治療で爪が黒く変色し、物が当たると激痛があり、出血したり剥がれたりしてしまうので、ガーゼで爪を保護していた。

〈SP用シナリオ〉

患者：39歳　女性
夫39歳（会社員）、長男14歳、次男10歳、長女1歳

4カ月前に右乳房の温存手術後、現在、化学療法の4クール目が過ぎた。副作用の吐き気に関しては1クール目である程度把握でき、今では、点滴後6〜10時間で気持ち悪くなり、3,4時間もすれば楽になるということがわかっている。そのため、やるべきことはそれまでに済ませるなど、コツをつかんで行動できるようになった。
ところが3クール目の終わり頃、手の爪が黒く変色していることに気づいた。物が当たると痛みを感じる。足の爪も同様である。医師からは、抗がん剤の副作用と言われた。症状はひどくなり、爪は真っ黒で、少しでも物が当たると激痛が走り、剥がれてしまった部分もある。少しでも痛みを和らげようとガーゼで爪を保護している。

今日は3日ほど前から感じている喉の違和感や咳、痰の絡みなどの症状で病院を受診。これも抗がん剤によるものかと心配になったが、風邪の診断で薬が処方された。
薬局へ来て、薬が用意されるのを待っている。

〜患者の気持ち〜
化学療法を始めてしばらく経ち、当初不安に思っていた副作用の吐き気に関しては早いうちに慣れることができ、安堵していた。このまま残りの期間も過ぎていくと思っていたが、ここへ来て新たな副作用が生じてしまった。異変に気付いてからはどんどんひどくなり、今はもう指先がとにかく痛い。手を使うことも足を動かすことも嫌で、動くことに恐怖を感じる。それに、今日風邪薬をもらって帰ったところでどうやって飲もう。

表Ⅱ-21　乳がんの抗がん剤治療中の患者への服薬指導（薬剤師用シナリオの抜粋）

〈薬剤師用シナリオ〉

場面：薬局窓口、患者への服薬指導
患者：Aさん　39歳　女性

アレルギー歴・副作用歴	：FEC療法による吐き気、脱毛、爪の異常
併用薬・健康食品	：抗がん剤治療中
他科への受診	：なし
飲酒	：なし
タバコ	：なし

〜本日の処方〜
〇〇病院　乳腺外科
処方1
クラリス錠200　　　　1回1錠（1日2錠）
　　1日2回　朝夕食後　　4日分

処方2
フスコデ配合錠　　　　1回3錠（1日9錠）
ムコダイン錠500mg　　1回1錠（1日3錠）
　　1日3回　毎食後　　4日分

3 作成したシナリオによるSP参加型学習

　現在、主に実務実習開始前の薬学部4年生を対象とした医療系実習や、現職薬剤師の生涯学習の一環として行うコミュニケーション研修において、この語りをもとに作成したシナリオによるSP参加型学習を実施している。

1）薬学生を対象としたコミュニケーション学習への活用

　実務実習開始前の薬学部4年生は、実習先で実際の患者を前に服薬指導を行う機会に備え、患者と信頼関係を構築し、患者に寄り添った対応を学んでおく必要がある。そこで、患者への共感的態度と傾聴のスキルの習得に重点をおいたコミュニケーション学習として、この語りをもとに作成したシナリオによるSP参加型学習を取り入れている。

　実習では、15人程の学生が1グループとなり、1人ずつSPに対して服薬指導を行っていく。残りの学生は観察者としてそのやり取りを観察する。服薬指導終了後、対応したSPからは患者としてどのように感じていたかをフィードバックしてもらい、教員が総括を行う流れですべての学生がSPとの服薬指導を経験できる構成となっている。

2）薬剤師を対象としたコミュニケーション研修への活用

　薬剤師を対象としたこの研修は、今後、薬剤師が「患者中心の医療」を担っていくうえで、患者の目線に立った、より質の高いコミュニケーションスキルを身につけることを目的として構築したプログラムである。このプログラムは、①オリエンテーション、②SP参加型学習、③総合討論の3部構成となっており、1回の研修には12人程の薬剤師が参加している（表Ⅱ-22）。

　対象者は主に病院や薬局に勤務する現職薬剤師であるが、SP参加型学習は、通常行われている講義形式の研修と比べ、参加者にとってはあまり馴染みのない学習方法である。このため、オリエンテーションではまず、参加者の学習に対する抵抗感や緊張感を緩和するため、アイスブレイクや学習概要の説明、セッションで用いるシナリオの対象疾患についての治療や処方内容に関するミニレクチャーを行っている。

　続いて行うSPセッションでは、語りをもとに作成した課題シナリオを用いて、学習者1人とSPとが10分程度のロールプレイを行う（図Ⅱ-5）。その後、ロールプレイでの薬剤師のコミュニケーションについて、よかった点や課題などについてSmall Group Discussion（SGD）で振り返りを行っている。

表 II-22　薬剤師を対象とした SP 参加型学習のスケジュール

①オリエンテーション	◆アイスブレイク ◆学習概要の説明 ◆ミニレクチャー 　（セッションで用いるシナリオの疾患に関して）
② SP 参加型学習	◆SP セッション（10 分程度） 　　　↓ SGD で振り返り（6 人／Group） ※ SGD: Small Group Discussion　　乳がん、前立腺がん各 1 回 　　　　　　　　　　　　　　　　（合計 2 セッション）
③総合討論	◆ビデオ映像と逐語録による総合討論 　（全体振り返り） ◆SP、ファシリテーターからのフィードバック ◆総括

　最後の総合討論では、ロールプレイでの様子を撮影したビデオ映像を参加者全員で確認し、さらにロールプレイのビデオ映像をもとにその場で作成した逐語録（患者と医療者のやりとりをできるだけ忠実に言語化したもの）を用いて SP と参加者全体で学習者の気づきや理解を深めるための討論を行っている（図 II-6）。

　学習の最後には、SP からの解釈モデル（患者背景や家族構成、患者の病気や治療に対する理解や考え）の説明と薬剤師の対応についてのフィードバックが伝えられ、学習全体の進行を担うファシリテーターが、フィードバックを含めた全体の総括を行うプログラム構成となっている。

4　作成したシナリオによる SP 参加型学習の効果

　薬学生を対象に行ったこの学習の意義の一つには、普段から面識のある学生同士や教員ではなく、外部の SP を相手に現場さながらに患者への服薬指導を経験できる点にある。この臨場感のある学習の場では、学生は普段とは異なり、より真剣な態度で SP と向き合う様子が見受けられる。さらに、実体験にもとづく患者の心の葛藤が反映されたリアリティのあるシナリオを用いることで、患者の心の動きや変化を感じ取りやすくなることから、共感や傾聴のスキルの習得に適していると考えられる。このため、本実習において患者の生の声をもとにしたシナリオの活用は欠かせない要素である。

　薬剤師を対象としたコミュニケーション研修の学習効果については、以下に示す研修参加者を対象に行った検証結果をもとに述べる[4]。本研修では、

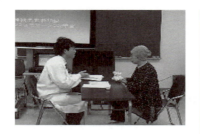

セッションでのやり取り（逐語録の抜粋）
薬剤師　こちらで今、見させてもらってもやっぱり指が……痛みもあるんですか？
SP　　　爪がね、もう、黒くなって剥がれているのもあるし。
薬剤師　はい。
SP　　　もう、足も一緒なんですけど……
薬剤師　はい。
SP　　　もう、触ったらすごく痛くて。
薬剤師　何かに触れただけでも、こう痛みがありますか？
SP　　　はい。だから、薬どうしようかなって。

図 II-5　SP セッションの様子

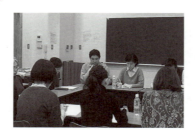

SP からのフィードバックの一例
小さい子どもがいるということを話しましたが、さらっと流されてしまい、全然話を聞いてもらえないと感じました。
不安についても相談しましたが、納得できるような話はなくて、「あー、やはり薬剤師さんには相談することはできないんだなって、やはりお医者さんに聴いてもらわないと相談は無理なんだ」ということを感じました。

図 II-6　総合討論の様子

　参加者に対し、学習前、学習直後、学習1カ月後の3回にわたって「薬剤師のコミュニケーションスキル測定尺度」（以下、測定尺度）を用いて研修の効果を調査している。この測定尺度は、「患者中心の医療」の概念に焦点を当てて選定しており、基本のコミュニケーション（8項目）、情報収集・情報提供（6項目）、傾聴（5項目）、話を促すコミュニケーション（7項目）、患者に対応する際の心構え（4項目）の30項目から成る。評価方法は、「意識（行動）できていない」から「意識（行動）できている」までの6件法の自己評価形式となっている。図 II-7 に、乳がんと前立腺がんの語りを用いた研修に参加した薬剤師を対象に実施した調査の結果を示す。
　参加した薬剤師の「意識」と「行動」の変化を学習前と比較したところ、学習直後には有意な改善は認められなかったが、学習1カ月後には「意識」と「行動」ともに有意な改善が認められた。また、性別、勤務歴、勤務先別のすべての属性において同様の結果がみられた。
　特に、参加者の薬剤師歴別による比較では、ベテランの参加者は勤務歴の浅い参加者と比べると、学習前には意識できているとしていたものの、学習

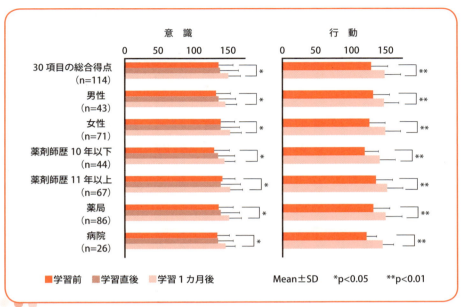

図Ⅱ-7　測定尺度による学習効果の調査結果

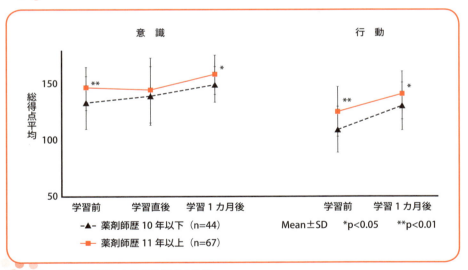

図Ⅱ-8　薬剤師歴別による総合得点の比較

を終えた直後の評価では意識が低下していた（**図Ⅱ-8**）。これはベテランの参加者が、学習前には自身のコミュニケーションを高く評価していたにもかかわらず、研修に参加した結果、実際に患者が求めている対応が行えていないと気づいたことで、評価が低下した可能性が考えられた。しかし、1カ月後には意識・行動ともに有意な改善がみられた。

　これらの結果から、語りのシナリオを用いたSP参加型学習は、現職薬剤

師の意識と行動の改善にも効果があることがわかった。また、学習後の参加者の声には、「共感の大切さは理解しているつもりだったが、実際には理解できていないことに気づいた」「薬剤師の視点と患者さんの視点の違いがわかった」などが挙げられており、本学習は薬剤師にとって、日頃の患者とのコミュニケーションを見直す貴重な機会となっていたといえる。

　医療者の視点で作成した課題ではなく、実際の患者の語りをSPが患者の言葉として表現したことにより、薬剤師が患者の視点に気づき、長年の経験で習慣化したコミュニケーションの癖や課題を真摯に受け止めるきっかけとなったことが、コミュニケーションスキル改善の大きな要因の一つであろう。

5　シナリオの作成と活用に際しての課題

　語りをもとに作成したSP参加型学習用シナリオは、医療者の視点ではなく、患者の視点に立ったコミュニケーションを身につけることを目指したことから、患者にしか語れない言葉が綴られたディペックス・ジャパンのデータベースを活用するに至ったものである。

　シナリオ作成の際に留意することとして、一つには医学的、薬学的医療の専門部分について、実際の医療現場に沿った設定を心掛けるということである。本学習では、普段の患者対応と変わらない設定でセッションを行うことにより、自身のコミュニケーションの課題を見出す機会としているため、薬剤師の日常業務では行わない設定や矛盾があると学習に集中できない場合がある。このためSP用のシナリオには、学習者が戸惑わないよう対応する職種に応じた詳細な設定が必要となる。また、病気の症状の表現についても、SPの演技がセッションのリアリティに大きな影響を与えるため、症状の表出部位や表出順、その強度などについては、普段から対象疾患の患者に携わる医師などに助言を求め、実際の患者からかけ離れないよう留意する必要がある。

　また、ディペックス・ジャパンのデータベースをもとにシナリオを作成する今回の手法では、データベースで紹介されている疾患の種類に限りがあることに留意する必要がある。今後、公開される語りが増えることで、シナリオのバリエーションを増やすことができるだろう。課題としたい疾患が本データベース上に公開されていない場合には、書籍やインターネットなどから患者の闘病体験記などを自ら収集する必要がある。しかし、その情報源が信頼のおけるものであるかを判断することは難しく、シナリオ作成の際の課

題の一つとなっている。

　語りをもとに作成したシナリオは、患者にしか語れない言葉をSPが表現しており、医療者が患者に寄り添い、患者の視点に立ったコミュニケーションスキルを習得するために大変有用な学習ツールである。この学習ツールは、患者の語りを自身の職種の視点でとらえることができ、さまざまな医療者教育において、今後幅広い活用が期待できる。

引用文献

1) Barrows HS, Abrahamson S：The Programmed Patient: A Technique for Appraising Student Performance in Clinical Neurology. Journal of Medical Education. 39, 1964, p.802-805.
2) 特定非営利活動法人薬学共用試験センター．〈http://www.phcat.or.jp/〉［2019.7.14確認］
3) 日本医学教育学会教育開発委員会編：シミュレーションの応用―医学教育マニュアル，篠原出版新社，1984, p.61-62.
4) Chika Nakayama, Taeyuki Oshima, Ayako Kato, Atsumi Nitta：Development of a Communication Learning Program for Pharmacists, Japanese Journal of Pharmaceutical Health Care and Sciences, 2015; 41(2)：80-92.

ディペックス・ジャパンからのメッセージ

　仲山氏から初めて連絡をもらったのは、2014年のことである。薬剤師に対する模擬患者参加型学習の過程と学習効果に関する論文をまとめるにあたり、2011年よりディペックス・ジャパンの「乳がんの語り」「前立腺がんの語り」を参考に患者用シナリオを作成してきたことを掲載するとの連絡であった。金城学院大学では2007年からSP研究会（模擬患者会）を立ち上げ、薬剤師のコミュニケーション能力向上のための取り組みを行ってきたという。語りのデータベース活用は、模擬患者が用いるシナリオを医療者本位で作成するのではなく、実際の患者の経験や言葉をもとに作成し、患者中心の医療に貢献することが目的である。翌年にはディペックス・ジャパンの総会に合わせて開催した公開フォーラム「患者・家族の語りから学ぼう～DIPEx-Japanが提案する語りの教育的活用」にて詳細をご報告いただき、語りのクリップを視聴するのとは異なる活用の仕方を学ばせていただいた。後日知ったのだが、仲山氏は、事例Ⅱ-5の手紙の授業が開発された日本ファーマシューティカルコミュニケーション学会のワークショップ時より、ディペックス・ジャパンの語りの活用に関心をもっていたそうだ。実際の患者の経験から、よりリアルな患者像がシナリオに反映でき、研修においても患者の視点で医療者のかかわりを考えることにつながったのではないだろうか。

Column

「認知症サポート薬剤師：e-ラーニング講座」での語りの活用

● 薬剤師に期待される認知症対応力

わが国の認知症を患う人の数は、2025年には約700万人を超え、65歳以上の高齢者のうち5人に1人が認知症に罹患するとの推計が報告されている。このような状況を受けて、2015年1月、厚生労働省より新オレンジプランが公表された。新オレンジプランの7本柱の一つには薬剤師の職能を最大限に発揮できる「認知症の容態に応じた適時・適切な医療・介護等の提供」が掲げられており、「薬剤師の認知症対応力向上」が期待されている。

東京都薬剤師会生涯学習委員会では、「くすりの専門家として認知症患者の質の高い薬物療法に貢献するのみならず、街の健康相談窓口として早期発見や家族の相談にも応じ、適切な対応をとることができる」を一般目標に掲げ、2015年9月に東京都薬剤師会公式サイトで認知症サポート薬剤師e-ラーニング講座を公開した。これは、下記7つの講座で構成されており、認知症という疾患の基本的な知識や地域資源について幅広く知ることができる。

● 受講者に強い印象を与える当事者の語り

今回のe-ラーニング講座の最大の特徴は、各講座について、それぞれのテーマに沿った患者や家族の語りを聴きながら進めることである。ディペックス・ジャパンに全面的な協力をいただき、「認知症本人と家族介護者の語り」について、ウェブサイトには公開されていない内容の映像や音声を含めて提供していただいた。ほとんどが認知症患者の家族へのインタビューだが、第4講座、第5講座では患者ご本人が語る自分自身の体験となっている。

それぞれの語りは、まず背景情報を紹介してから映像を見て、その後、再びポイントになる部分を講師とともに振り返る、という流れで構成されている。

本講座のスクーリング時に実施したアンケートでは、「各講座の動画はあなたの理解を助けたり、興味を喚起したりしましたか？」という設問に最も肯定的な評価が寄せられ、回答者の1/3（n=22）に当たる人が印象に残ったこととして当事者の語りを挙げていた。

本講座は、東京都薬剤師会の公益性を踏まえ、医療にかかわる方であれば、どなたにでもご覧いただくことができる。
〈http://www.toyaku.or.jp/improvement/progress/dementia-support.html〉

＜講座内容＞	
第1講座	はじめに
第2講座	認知症への基本的な理解
第3講座	認知症の臨床
第4講座	認知症に関連する薬剤管理指導
第5講座	本人の思い、家族の思いへの理解
第6講座	認知症の人との接し方
第7講座	薬局薬剤師が知っておくべき地域資源

公益社団法人東京都薬剤師会 生涯学習委員会　後藤惠子

8 個々の患者への適用を重視した EBM 教育の実践報告
―「公衆衛生学実習」での試み

患者主体の医療を考える

認定 NPO 法人健康と病いの語りディペックス・ジャパン　佐藤（佐久間）りか
獨協医科大学医学部公衆衛生学講座　小橋　元

　獨協医科大学で教鞭をとる小橋は長年にわたり、患者が医療者に見せている姿は氷山の一角に過ぎず、その後ろには今まで生きてきた人生があると医学生たちに説いてきた。彼らが自らそのことに気づき、患者の声に耳を傾け、患者が感じていることを慮る姿勢を養うために、認定 NPO 法人健康と病いの語りディペックス・ジャパン（以下、ディペックス・ジャパン）の考え方に直に触れさせる機会をもちたいと考え、実現したのがこの公衆衛生学実習での試みである。

1　EBM 教育はどうあるべきか？

　根拠に基づく医療（EBM）は 1990 年代初頭に Gordon Guyatt により提唱され、日本では 90 年代末より診療ガイドライン策定の動きとともにその概念が広まってきた。2001（平成 13）年度に策定された医学教育モデル・コア・カリキュラム[1]には EBM の概念はないが、2007（平成 19）年度の改訂版[2]では「E 診療の基本」の中で「3 基本的診療技能」の「(4) 臨床判断」に関する到達目標の一つとして、「科学的根拠にもとづいた医療〈EBM〉を概説できる」ことが、さらに「G 臨床実習」の「1 全期間を通じて身につけるべき事項」の到達目標の一つとして「科学的根拠にもとづいた医療〈EBM〉を実践できる」ことが盛り込まれた。
　その後、2010（平成 22）年度改訂版[3]では EBM 教育に関する大幅な変更はなく、「B 医学・医療と社会」の中に、「B-(8)-5 診療ガイドラインの種類と使用上の注意を列挙できる」という到達目標が加わるにとどまったが、2016（平成 28）年度改訂版[4]では、「A 医師として求められる基本的な資質・

表 II-23　根拠に基づいた医療〈EBM〉の学修目標

> ① 根拠に基づいた医療〈EBM〉の 5 つのステップを列挙できる。
> ② Patient, population, problem, intervention (exposure), comparison, outcome〈PICO（PECO）〉を用いた問題の定式化ができる。
> ③ 研究デザイン（観察研究（記述研究、横断研究、症例対照研究、コホート研究）、介入研究（臨床研究、ランダム化比較試験）、システマティックレビュー、メタ分析（メタアナリシス））を概説できる。
> ④ データベースや二次文献からのエビデンス、診療ガイドラインを検索することができる。
> ⑤ 得られた情報の批判的吟味ができる。
> ⑥ 診療ガイドラインの種類と使用上の注意を列挙できる。
> ⑦ 診療ガイドラインの推奨の強さについて違いを説明できる。

（医学教育モデル・コア・カリキュラム平成 28 年度改訂版, p.21.）

能力」として、「発展し続ける医学の中で必要な知識を身に付け、根拠に基づいた医療〈EBM〉を基盤に、経験も踏まえながら、幅広い症候・病態・疾患に対応する」ことが盛り込まれた。さらに「B 社会と医学・医療」の中に「B-1-3）根拠に基づいた医療〈EBM〉」の項目が設けられ、学修目標にも、従来よりかなり踏み込んだ詳細な目標が定められている（表 II-23）。

　それでは、こうしたコア・カリキュラムの変化に対応して、各大学医学部・医科大学ではどのような EBM 教育が行われているのだろうか。残念ながら、2000 年に松村らが行った質問紙調査[5,6]があるのみで、現行の実態を把握できる資料は存在しない。これもかなり古い資料になるが、2006 年の「臨床研修医が初期研修の 2 年間に習得すべき EBM 教育カリキュラムの開発に関する研究」の報告[7]に、「これまでの EBM 教育では、文献の検索と吟味に注目が集まり、最新の診療情報を手に入れるためのツール（道具）としての側面が強調され過ぎてきた嫌いがある。教えられる側も、文献検索に習熟したい、との考え方から入る傾向があり、講習会でもツールの使い方を指南することに力点が置かれがちであった」という記述がある。

　大阪医科大学の現役医学生として、Minds の平成 27 年度患者・市民専門部会のオブザーバーを務めた荘子[8]は、10 年近く前のこの記述について、「医学生としての肌感覚と合致している」と述べ、「与えられた臨床課題について文献検索したり、収集された医学論文を批判的に吟味することを指導されることはあっても、患者問題・臨床課題の定式化（ステップ 1）であったり、実際の患者への適用（ステップ 4）について学ぶことはほとんどない」と続けている。

　つまり、EBM の 5 つのステップ（表 II-24）のうち、ステップ 2「文献検索」

表 II-24　EBM の 5 つのステップ

> ステップ 1：疑問（問題）の定式化
> ステップ 2：情報収集（文献検索）
> ステップ 3：情報の批判的吟味
> ステップ 4：情報の患者への適用
> ステップ 5：ステップ 1～ステップ 4 のフィードバック

とステップ3「情報の批判的吟味」等の技術面の教育に重点がおかれがちで、本来臨床で最も重要なステップ1「問題の定式化」、ステップ4「情報の患者への適用」については教授法が確立されていない、ということがいえるだろう。その意味においては、平成28年度改訂版のモデル・コア・カリキュラムも、「5つのステップを列挙できる」ことと、「PICO（PECO）を用いた問題の定式化ができる」ことを学修目標に挙げてはいるものの、「情報の患者への適用」については卒前教育の範囲外ととらえているのか、学修目標には含んでいない。

　しかし、本来のEBMの実践には、最善の科学的根拠を探し、十分に吟味したうえで判断することだけでなく、個々の患者の価値観や期待、活用できる医療資源なども考慮することが必要[9]であり、卒前教育においてもステップ1とステップ4を学ぶ機会はあって然るべきであろう。そこで、筆者らは、獨協医科大学の「公衆衛生学実習」において、個々の患者の価値観や期待を理解したうえで問題を定式化し、EBMの手順に従って入手したエビデンスを目の前の患者に適用して情報提供を行うことを学修目標とした実習プログラムの開発に取り組んだ。本稿はその実践報告である。

2　患者の語りを用いた授業の実践

　まず、医学生が「個々の患者の価値観や期待を理解する」ために、架空の症例ではなく、実際の患者の生の声に触れられるよう、この実習ではディペックス・ジャパンが運営するウェブサイト「健康と病いの語りデータベース」で公開されている「乳がんの語り」と「前立腺がんの語り」を用いることにした。

　本実習で「患者の語り」を用いることにしたのは、本来、集団を対象として導かれた確率論であるエビデンスを、目の前の患者の個別のニーズに応えるために適用するには、「ナラティブ（語り）」に注目する必要があると考えたからである。つまり、EBMの患者への適用には、エビデンスとナラティブの接合が必須である。

　実習プログラムの対象は獨協医科大学医学部4年生で、「公衆衛生学実習」の14のテーマの中から「根拠に基づく医療（EBM）の適用〜患者の視点に配慮して」を選択した10人（男性7人・女性3人）である。実習の実施期間は2017年6〜7月のうちの4日間で、5コマ分の実習と発表会（テーマごとに分かれた学生たちが集まって、自分たちが受けた実習について報告し合う）で構成

される。語りを用いた実習は2週目（1コマ）と3週目（2コマ）に行われたが、実際には授業の前にビデオを見て準備をしてくるなど、時間外の作業もかなりあった。全体の流れとしては、学生は2人1組となり、患者の語りの映像を見て「問題の定式化」をしたあと、医師役と患者役に分かれ、エビデンスに基づいた情報提供（「患者への適用」）のロールプレイを行うという形で行われた。

【1週目：課題の提示】

1週目（1コマ）はオリエンテーションと3年生の秋に学んだEBMの概要を復習し、図書館の端末を使いながら文献検索のハンズオントレーニングを行った。その授業の終わりに、次週の準備としての課題1を提示した。

■課題1：患者の語りのビデオを見てPICOをつくる

最初に学生に与えられた課題は、治療の選択について悩んでいる患者さんの語りのビデオを見て、その人からセカンド・オピニオンを求められたと想定して、問題の定式化をする、というものである。前述のウェブサイトで公開されている、乳がんと前立腺がんの患者の6本のインタビュー動画（いずれも2～3分の長さ）を視聴してもらい、サイト上に掲載されている語り手のプロフィール（年齢、居住地、家族構成とおおよその病歴がまとめられている）にも目を通したうえで、その人にとっての問題をPICOとして定式化することを求めた。学生にはワークシートを配布し、それぞれの語り手についてPICOを記入し、I・C・Oのそれぞれを選んだ理由も記載するように指示した。サイト上のプロフィールだけではわからないPSA、グリーソンスコア、ホルモン受容体陽性、HER2陽性などの情報はワークシートで補った。

【2週目：問題の定式化】

2週目（1コマ）は、全員がすべての動画を見て問題の定式化に挑戦してきたことを前提に進めた。

前立腺がんの語り	治療法の選択・意志決定	
医師から治療法を示され「どれでも妥当だから選んでください」と言われて困ってしまった（60代男性）		

前立腺がんの語り	治療法の選択・意志決定	
本来あるべきものを取ってしまうのは不安だったし、手術は出血が多いと聞き、負担が大きいと思ったので、切らずにすむ方法を探した（70代男性）		

前立腺がんの語り	セカンド・オピニオン	
ホルモン療法を受けているとき、担当医から「この薬は3年で効かなくなる」と言われてショックを受け、セカンド・オピニオンを聞きに行った（音声のみ）（60代男性）		

乳がんの語り	治療法の選択・意思決定	
生検では非浸潤がんであり、医師は温存を勧めた。いろいろな可能性を考え、温存か全摘か、手術当日の朝まで決められなかった（音声のみ）（40代女性）		

乳がんの語り	治療法の選択・意思決定	
温存も可能だったが、乳房を全摘してリンパ節も広く取っておけば放射線治療なしで安心していられると勧められた（70代女性）		

乳がんの語り	治療法の選択・意思決定	
リンパ節を取らないときのリスクの説明を医師から聞いたが、とにかくリンパ浮腫を避けたかったので、術式の選択でリンパ節を取らないでくださいとお願いした（40代女性）		

　まず冒頭に示した動画（前立腺がんの語り／治療法の選択・意志決定／60代男性）を例として問題の定式化のやり方について説明し（10分）、その後ロールプレイに向けて2人1組になってもらい、各チームにワークシートを配布して、残りの動画の中から1つ選び、話し合いながら問題の定式化を行うよう指示した（20分）。それから各チームがどのように問題を定式化したかを発表し、小橋と佐藤（佐久間）がそれに対してコメントした（120分）。ここでは定式化の難しさや患者への適用の重要性を学んでもらうことを目標にした。その後は翌週のロールプレイに向けた課題2について説明した。

■課題2：エビデンスを探して患者に適用する（ロールプレイの準備）

　各チームで定式化した問題について、実際に図書館に行って文献検索をしてエビデンスを探し、批判的吟味を行うことを求めた。ロールプレイではその結果を用いて患者に情報提供することが求められる。ロールプレイに向けた準備としては、以下のように患者役・医師役それぞれに異なる課題を与えた。

- **患者役**は選んだ語り手（患者）のプロフィールだけでなく、その人のすべての語りに目を通して、その人の性格や考え方のパターンを知り、その人に成り代わって医師役の説明に対して質問をする準備をして臨む
- **医師役**は事前に検索したエビデンスを読み込むと同時に、語り手（患者）のプロフィールも読んで、どのようにその人に説明するかを考えて臨む

【3週目：エビデンス検索の結果報告と患者への説明をめぐるロールプレイの実施】

　3週目は2コマ分の時間(9時〜17時40分／昼食休憩1時間)をとった。初めに、視聴したビデオの作成元であるディペックス・ジャパンの概要とその方法論について説明し（30分）、その後各チームに、文献検索の結果、どんなエビデンスが見つかったか、エビデンスを吟味した結果、定式化した問題（PICO）に対して得られた結論はどうであったかを報告してもらった（110分）。報告に先立ち、ワークシート（表Ⅱ-25）に文献検索の方法（PUBMED、Cochrane CENTRAL、Google Scholar、医中誌WEBなどのデータベースのどれを使い、検索項目、検索語は何を用いたかなど）と、実際に吟味した文献のタイトル、著者名、出典（誌名、巻号、ページ）、さらにはそれぞれについてどのような評価を下したかを記入してもらい、小橋と佐藤（佐久間）が報告に対してコメントした。

　この日のロールプレイはディペックス・ジャパンの教育的活用ワーキンググループ（WG）から6人(佐藤(佐久間)を除く)が観客として参加することになっていたので、WGの到着を待って、学生とWG全員で自己紹介を行った。その後、1チーム45分のロールプレイセッション（ディスカッション含む）を5セット、45分間の昼食休憩をはさんで16時過ぎまで行った。その後はWGに参加している乳がんインタビューの語り手の一人との質疑応答（60分）を行い、最後に実習の振り返りとまとめを行って解散となった。

　各チームのロールプレイに与えられている時間は15分。シナリオは、セカンド・オピニオンを聞きに来た患者に対して、医師がエビデンスに基づいた治療に関する提案をするというもので、医師役・患者役が互いに相談しないでそれぞれのセリフを準備してくるよう指示されている。当然、自分が考

表Ⅱ-25 ロールプレイの準備に用いたワークシートの記入例

6月27日講義　作業シート　（チームごとに1枚記入して提出してください）
チームメンバー：患者役＿＿＿○○　○○＿＿＿
　　　　　　　　医師役＿＿＿△△　△△＿＿＿
選んだクリップ（PC33、BC02などのIDを記入）：PC37
文献検索をしたときのPICO

Patient	70代男性、前立腺がん、TNM分類T3a、グリーソンスコア4
Intervention	HIFU
Comparison	IMRT
Outcome	生存率、QOL、コスト

文献検索の方法：（例：PUBMED、Cochrane CENTRAL、Google Scholar、医中誌WEBなどのデータベースのどれを使ったか、検索項目、検索語は何を用いたかを書いてください。）

　医中誌WEB："prostate cancer" AND "external radiotherapy"
　　　　　　　"prostate cancer" AND HIFU
　PUBMED：同上

検索して吟味した文献のタイトル、著者名、出典（誌名、巻号、ページ）とそれぞれについてどのような評価を下したのかを書いてください。

1. 前立腺がん診療ガイドライン2016、日本泌尿器科学会編（「9. 放射線療法(外照射)」「11. Focal Therapy（冷凍療法、HIFU）」）
2. High-Intensity Focused Ultrasound for the Treatment of Prostate Cancer: A Review.
   Chaussy CG, Thüroff S.J Endourol. 2017 Apr;31（S1）:S30-S37. doi: 10.1089/end.2016.0548. Epub 2017 Mar 29.

いずれもシステマティックレビューに基づく総論的なもので、直接HIFUとIMRTのアウトカムを比較するような研究は見つからなかった。

エビデンスを吟味した結果、定式化した問題（PICO）に対して得られた結論は？

　HIFUのようなFocal Therapyは前立腺の被膜を超えて広がるがんは適応外とする意見があり、当該患者はT3aで精嚢近くまで浸潤がみられるので、放射線外照射（IMRT）の方が確実な効果が得られると思われる。しかし、本人が手術を嫌う理由の一つにQOLの低下に対する懸念があるため、IMRTによるQOL低下のリスクとHIFUで再治療が必要になる可能性を勘案しながら、治療法を選択する必要があることを説明して患者の自己決定を支援する。

えているようには進行しないので、アドリブで対応することが迫られる形になっている。

　学生には2種類のワークシートが配られ、他のチームが演技をしている間は演技者に渡すための「観察シート」にコメントを記入、自分たちの演技のあとには「自己評価シート」（表Ⅱ-26）を記入して個人レポートに活かすよう

表Ⅱ-26　ロールプレイで用いたワークシートの記入例

ロールプレイ自己評価シート　2017.6.27
氏名：△△△△　　　　　　　　　　　　担当した役割：医師・患者・家族
相手役の氏名：○○○

・どういうところが難しかったか？

　病気や治療法についての知識がまだまだ不足しているので、代替療法などは思いつかず手探りだった。

・どういうところがうまく行ったと思うか？

　患者はHIFUを受けることに対して背中を押してもらいたかったのだと思うので、そこについてはうまく行ったと思う。

・自分なりに工夫した点

　患者の目を見て話すようにした。

・やってみてどういう気づきがあったか？

　患者の手術をしたくないという望みに対して、HIFUのほかはIMRTの話しかできず、代替療法について聞かれても答えられなかった。視野を広げる必要があると感じた。

・その他なんでも

　予後に関してもっと丁寧に説明すべきだった。専門用語を使ってしまい、患者さんにはわかりにくかったかもしれない。メモを渡すことも考えるべきだった。

にした。ロールプレイの終了後は、医師役・患者役がそれぞれ5分ずつ振り返りをして、その後観客（他の学生や教員、メンバー）からの感想に20分を充てた。

3　学生の学びと授業の評価

　今回の実習は学生にEBMの基礎があることを前提に行ったが、実際にやってみると基礎的な技術がまだ十分に習得できていないことが感じられた。たとえば、2週目の実習で行った「問題の定式化」では、PICOを記入するにあたり「P＝セカンド・オピニオンを求めている患者」といった回答が見られたほか、IとCをどのように選べばいいのかで迷うケースも多く見られた。

表II-27　講義に対するアンケート

	十分に学べた	ある程度学べた	あまり学べた気がしない	全然学べなかった	一番難しかったのはどれか？
問題の定式化	2	8	0	0	0
情報の検索	4	4	2	0	2
情報の批判的吟味	5	5	0	0	1
情報の患者への適用	3	6	1	0	7

　文献検索でも、医中誌WEBとCochrane（日本語抄録）を使ってはみたものの適当な文献が見つけられず、「病気がみえる」シリーズなどの教科書や国立がん研究センターのがん情報サービス、学会の診療ガイドラインから結論を導いている例が多かった。したがって、個々の文献の批判的吟味についてはほとんど行われなかったものと思われる。

　一方、ロールプレイに関しては、目線を合わせる、相槌を打つなどのコミュニケーションの基本はしっかり身についている印象であり、なかには椅子の高さを調整して患者役に対する目線の高さを調整した学生もいた。患者に寄り添おうとする姿勢が見られる一方で、「ハイリスク群」「上肢」といった医学用語を使ってしまう傾向もあり、専門的な医学知識をわかりやすく患者に伝えることの難しさを実感できたのではないかと思われる。ただ、ロールプレイに長い時間を割いた結果、EBMの患者への適用がコミュニケーションスキルの問題に回収されてしまった感もあった。

　授業の終わりに実施したアンケートでは、EBMの1～4のステップについて「どの程度学べたと思うか」という質問に対してはおおむねポジティブな反応だったが、「一番難しかったのは？」という質問に対しては多くの学生が「患者への適用」と答えた。また、「実在する患者のインタビュー映像や音声に触れたことで、どのような学びがあったか」という問いに対する自由回答では、患者の思いや悩みはそれぞれであること、医師の前では本音が言えない人がいること、EBMによる治療を行ってもそれが100％ではないことなどを学ぶことができたという回答があった（表II-27）。

　さらにロールプレイからの学びについては、患者役では、「話しているうちに患者のもやもやしていく気持ちがわかった」「EBMを適用されても「そうなんですか」のような気持ちになった」、医師役では、「「先生ならどうしますか？」と言われて戸惑った」「専門用語を使ってしまうのは指摘されないとわからない」「患者に寄り添うことばかりではなく、エビデンスに基づいて他の選択肢も提示することが必要。でも選択肢を羅列するのでは不十分」

表Ⅱ-28　学生の個人レポートに記載されたコメント

- EBMでは答えを一つに絞ることが目的ではなく、患者の気持ちに徐々に近づいていくこと、病いに一緒に立ち向かう姿勢をみせることであると感じた
- 患者さんにどう向き合っていくかを考えさせるツールがEBMなのではないだろうか
- 一番難しかった点は、患者さんに寄り添い、患者さんの意見を尊重したいと思う気持ちと、患者さんの経済的背景等を考えると、医師として最善と思う医療をしてあげられない時の葛藤である
- 患者の不安などや質問に耳を傾けてその時々で自分も考え悩み、答えを出すだけでなく、正解のない問いに対し答えを出そうとする姿勢が重要である
- 「患者さんに寄り添う」言葉でいうのは簡単であるが、これはまさに「言うは易く行うは難し」だと感じた。しかし、今回こう感じられたことが本当の意味で患者さんに寄り添える医師になる一歩になるのではないかと思う
- 実際にDIPEx-Japanの語りを元にある症例の問題の定式化をしてみると、患者の訴えの真意を読み取ることは簡単ではなく、その人の背景や心理状態などさまざまな要因からなることを理解するとともに、診察から得られることは氷山の一角であると実感できた
- EBMを用いた医療は治療についてきちんと患者さんにインフォームドコンセントを果たすことだけでなく、患者さんの多様な価値観に沿って、もっとも適切な選択をするための手段である
- 患者の気持ちを考える、丁寧に受け答えをすることに意識が行くあまり副作用の説明が長くなってしまいわかりにくかったこと、問診の合間に今までに聞いた内容のまとめなどを忘れ、患者の理解度を考えなかったことが課題として浮き彫りになった
- ロールプレイングを終えて、私が演じた医師役が、患者役の発言に圧倒されていたという意見があった。根拠となる情報を調べ切れていないのと、患者さんの意見を尊重しすぎてしまったからだと思われる

などといった回答があり、EBMの患者への適用の難しさについての認識が深まったことが感じられた。

さらに平成29年度実習報告書に収録された、学生の個人レポート（このEBMグループだけでなく、「公衆衛生学実習」を受けた学生は全員提出義務がある）では、**表Ⅱ-28**のようなコメントが見られ、「EBMは答えを一つに絞ることが目的ではなく、正解のない問いに対して答えを出そうと努力することだ」といった、単なるEBMの用語や概念の習得にとどまらない一歩踏み込んだ理解がみられた。

4　個々の患者への適用を重視したEBM教育に向けて

個人レポートの中には「ディペックス・ジャパンの語りを元にある症例の問題の定式化をしてみると、患者の訴えの真意を読み取ることは簡単ではなく…（略）…診察から得られることは氷山の一角であると実感できた」というコメントがあったが、アンケートでは問題の定式化を「一番難しかったこと」に挙げた学生はいなかった。個々の患者の生活者としての立場や価値観を尊重したEBMの実践ということを考えると、本来は「問題の定式化」の段階でもっと悩んでほしいところであった。「EBMの患者への適用」が単な

る「患者への説明」にならないよう、ロールプレイの時間を減らして、インタビュー動画の視聴から問題の定式化の段階にもっと時間をかけてもいいのかもしれない。

　また、実際の症例について、EBMで文献を検索して吟味するというのは、対象疾患についての教科書レベルの基礎知識が身についていないと難しいと思われるが、今回の実習ではPICOを設定する時点で、学生たちの乳がんや前立腺がんの標準治療や検診の仕組みなどの基礎知識が十分ではないように思えた。それを考えると、同じようなやり方で進める場合は、実施学年を検討する必要があるだろう。

　今日、人工知能（AI）や予測分析テクノロジーを医療に導入して、一人ひとりの患者に合った治療法を提案したり、リスク低減を図ったりすることができるようになってきているが、そのことが、EBMが本来目指している患者の価値観や希望に沿った医療につながる保証はない。その人の学歴や職歴、家族構成、趣味など個人に関する多様な情報を大量に入力することで、確率論的に、その人が望む医療に近づけることはできるかもしれないが、患者が求めているのはそのようなことではない。統計的に最適化された医療を提案しても、通販サイトでポップアップする広告が的外れのことがあるように、それが本当に患者の望むものであるかどうかは、結局対話を通じて確認するしかない。

　今回の学生たちが感じたように、EBMといわれても「そうなんですか」とピンとこないまま、「もやもや」している患者の思いに寄り添い、一緒に悩み、気持ちの整理を手伝いながら、患者の意思決定を支えることが、人間としての医師に求められていることなのではないだろうか。文献検索や批判的吟味は、エビデンスをつくる側の人間にとっては非常に重要な技術であり、エビデンスを利用する人間としても基本的なことは知っておくべきであろうが、おそらく情報技術の進化によりそれらの作業は自動化されていくであろうから、EBM教育においては今後ますますステップ1とステップ4の比重が高まっていくことが予想される。

　今回のわれわれの取り組みはまだ試験的なものにすぎない。今後は今回の反省点を踏まえつつ、「問題の定式化」と「情報の患者への適用」に力点を置いた改良版の実習プログラムを開発していく予定である。

引用文献

1) 医学教育モデル・コア・カリキュラム（平成13年度版）.〈http://www.medic.mie-u.ac.jp/meduc/data/modelcore-education.pdf〉[2019.7.4 確認]

2) 医学教育モデル・コア・カリキュラム，平成19年度改訂版.〈https://www.mhlw.go.jp/stf/shingi/2r9852000000zqxg-att/2r9852000000zrbi.pdf〉[2019.7.4確認]
3) 医学教育モデル・コア・カリキュラム，平成22年度改訂版.〈http://www.mext.go.jp/b_menu/shingi/chousa/koutou/033-1/toushin/1304433.htm〉[2019.7.4確認]
4) 医学教育モデル・コア・カリキュラム，平成28年度改訂版.〈http://www.mext.go.jp/b_menu/shingi/chousa/koutou/033-2/toushin/1383962.htm〉[2019.7.4確認]
5) 松村真司，大野毎子，福原俊一，他：Evidence-based Medicine（EBM）教育に関する全国大学医学部・医科大学アンケート調査，医学教育，32（3），2001，p.173-178.
6) 大野毎子，松村真司，高橋都：Evidence-based Medicine（EBM）教育に関する全国大学医学部・医科大学アンケート調査第2報，医学教育，32（6），2001，p.421-426.
7) 小泉俊三：論考：医療のグローバルスタンダードに開眼させるEBM教育，平成18年度厚生労働科学研究費補助金医療技術評価総合研究事業，臨床研修医が初期研修の2年間に習得すべきEBM教育カリキュラムの開発に関する研究.〈http://www.ebm21.jp/ebm3.html〉[2019.7.4確認]
8) 荘子万能：医学生から見た，EBM教育・診療ガイドライン及びMinds：これまで・これから・そしてその先へ.〈https://minds.jcqhc.or.jp/activity/annual_report/T0012304〉[2019.7.4確認]
9) Sackett, D. Evidence based medicine: what it is and what it isn't. BMJ. Vol.312, 13 Jan. 1996, p.71-72.

参考文献

・吉村明修：わが国の医学教育改革の流れとモデル・コア・カリキュラムの変遷，日医大医会誌，8（1），2012，p.18-21.

ディペックス・ジャパンからのメッセージ

　本稿で紹介されているEBM教育における患者の語りの活用は、まさにDIPExというデータベースが作られた目的が教育の中で実現されている例だと思う。英国DIPEx設立者の一人でもあるAndrew Herxheimer医師は、EBMのデータベースであるコクランライブラリーの創設にもかかわり、EBMをリードしてきた臨床薬理学者である。彼は膝関節症による手術を受けたが、自分が患者の体験について何も知らないことに気づき、患者体験のデータベースを作るアイディアを医療社会学者であるSue Zieblandに相談し、DIPExのプロジェクトがスタートした。EBMを個々の患者に適用する際、患者の希望や価値観、個別の状況などを考え併せて、「その人」にとって最もよいと思われる医療を考えていく必要がある。そのためには、まさに問題の定式化の段階から、患者の希望や価値観、個別の状況などを知るためにじっくりと患者の語ることに耳を傾けていかなくてはならない。この授業を計画した佐藤（佐久間）氏も、この点を重視してディペックス・ジャパンの語りを用いた問題の定式化を授業に組み入れている。学生の段階からこのEBMの考え方をしっかりと学んでほしいと願う。

9 患者主体の医療を考える

医療・生命倫理における「語り」を活用したディープ・アクティブラーニング
―薬学教育における「薬学研究SGD演習」

京都大学大学院薬学研究科 津田真弘・米澤　淳・山下富義・高須清誠
京都大学高等教育研究開発推進センター 松下佳代

　京都大学薬学部では、2018年度のカリキュラム改革の中で、学生の学習に対するモチベーションの維持・向上を目的に、アクティブラーニングの手法を用いた少人数教育を積極的に導入することにした。初年次に実施している「薬学研究SGD（Small Group Discussion）演習」の中では医療・生命倫理に関する演習を組み入れ、認定NPO法人健康と病いの語りディペックス・ジャパン（以下、ディペックス・ジャパン）の患者の語りを活用して、臨床試験について単に研究開発者目線だけでなく患者目線からも考える機会を与えている。

　本稿では、京都大学薬学部でアクティブラーニングを積極的に取り入れた経緯に始まり、「薬学研究SGD演習」の概要、患者の語りを導入した演習と今後の課題について概説する。

1　京都大学薬学部の教育制度改革とアクティブラーニング導入の経緯

　薬学教育は2006年に、創薬等の研究者養成を主目的とする4年制課程と薬剤師養成を主目的とする6年制課程の2つの教育課程に分かれた。京都大学薬学部では4年制の薬科学科と6年制の薬学科を併設し、世界最高水準の「創」と「療」の教育研究拠点の形成をミッションとして、最先端研究や高度医療で活躍できる人材の育成を目指している。このような薬学教育の変革とは別に、薬学を取り巻く社会環境も急激に変化し、大学での人材育成にさまざまな問題が生じるようになった。たとえば、研究に対する高い意欲をもち博士課程に進学する学生が年々減少する傾向にあったことなどである。そのため、京都大学薬学部が育成したい人材像を入学後早期から学生にメッ

セージとして伝え、学生に将来ビジョンを描かせつつ、高い薬学研究マインドを醸成する必要があった。

　このような目的を達成するために、これまでの講義形式の授業に加え、少人数で行うアクティブラーニングを積極的に導入し、学生の課題発見能力や問題解決能力を低学年から育成することにした。このアクティブラーニング科目のうち、入学初期の導入として位置づけられるのが、1年次前期に実施する「薬学研究SGD演習」である。

2　アクティブラーニングとは？

　アクティブラーニング、およびそれを深化させたディープ・アクティブラーニングについて概説する。アクティブラーニングについて整理した先駆的著作である「Active Learning: Creating Excitement in the Classroom」[1]において、アクティブラーニングとは、「学生にある物事を行わせ、行っている物事について考えさせること」と定義されている。

　日本の大学教育におけるアクティブラーニングは、2012年8月に出された中央教育審議会答申（質的転換答申）によって、政策主導型で急速に普及しつつある。質的転換答申では、アクティブラーニングを、「教員による一方向的な講義形式の教育とは異なり、学修者の能動的な学修への参加を取り入れた教授・学習法の総称」と定義し、それによって「認知的、倫理的、社会的能力、教養、知識、経験を含めた汎用的能力の育成を図る」とされている。SGDやディベート、また近年、医療系の学部で積極的に行われている症例検討などのProblem-Based Learning（PBL）やTeam-Based Learning（TBL）、実際の医療現場で行われる実務実習などがアクティブラーニングの例といえる。

　このように日本の大学教育においてアクティブラーニングは急速に普及しつつあるものの、グループワークやディスカッション、プレゼンテーションといった授業形態ばかりが意識され、「活動あって学びなし」といった状態に陥っている場合も少なくない。すなわち、学生はグループワークやディスカッションに参加し、楽しく活動をしてはいるが、授業が終わった段階で何も学んでいないといったことである。これに対し、京都大学高等教育研究開発推進センターの松下らは、学習の深さをも追求したディープ・アクティブラーニングを提唱している[2]。ディープ・アクティブラーニングとは、「生徒・学生が他者と関わりながら、対象世界を深く学び、自分のこれまでの知識や

経験と結びつけると同時にこれからの人生につなげていけるような学習」と定義されている。京都大学薬学部では、学部教育制度改革においてアクティブラーニングを導入するにあたり、学びの深さも同時に追求するディープ・アクティブラーニングを実現するために、松下教授に協力を要請し、授業の内容や進め方にアドバイスをいただきながら薬学研究SGD演習を構築してきた。

3 「薬学研究SGD演習」の位置づけと教育目標

「薬学研究SGD演習」は1年次前期に配当され、2コマ連続（90分×2）×15週間の演習科目で選択科目となっている。当該科目は、新教育カリキュラムの構築において本学部が特に意識した「大学での学び」の基本となることから必修科目と位置づけたいところではあるが、進級制度との兼ね合いもあり選択科目とし、履修を強く推奨するに留めた。ただ、実際の受講人数は1年目の2018年度は86名中83名、2年目の2019年度は86名中82名が受講しており、ほぼ1学年全員が受講する科目となっている。

学生には表Ⅱ-29に示す9項目の具体的な目的および評価基準となるルーブリックを提示し、それらを意識したうえで演習に臨ませている。

本演習の特徴は、アクティブラーニングの積極的な採用に加え、学部教員総出で綿密な少人数教育を実践している点にある。具体的な15週間の流れとして、2018年度の内容を表Ⅱ-30に示す。毎回の演習の最後にはコメントペーパーを課し、学生自身で学びの振り返りと反省を行う。教員は提出されたコメントペーパーに対して後日コメントをフィードバックすることで学生のさらなる成長を促している。また、授業中の演習のみならず授業外学習を課すことで、次回演習の準備を促すとともに、演習で学んだ知識やスキルの定着を図っている。

表Ⅱ-29　「薬学研究SGD演習」の目的および評価基準

1. コミュニケーション技術の獲得
2. 論理的思考力の醸成（ロジカルシンキング、クリティカルシンキング）
3. ディベート能力・技術の獲得（対立意見を聞く、理解する、考察する、判断する）
4. 課題発掘能力、課題解決能力の獲得
5. 自学自習の仕方、時間外学習の訓練（課題の調査、グループ学習）
6. プレゼンテーション技術、ディスカッション技術の向上
7. ルーブリックに基づいて自己または他者の活動を評価する体験
8. グループワークの体験（リーダー、ファシリテーター、まとめ役を体験）
9. 研究倫理・医療倫理の学修

表Ⅱ-30　2018年度「薬学研究SGD演習」の内容

A	オリエンテーション	概要説明、World Café（自己紹介、チャット）、KJ法	1,2,8
B	コミュニケーション技術	非言語的コミュニケーション（身体動作、近言語、空間など）の重要性	1,8
B		傾聴スキル、感情表現	1,3,8,9
B	ロジカルシンキング入門	ロジカルシンキングの基本（ロジックツリー、MECE、クリティカルシンキング）演習	2,7,8
B		ディベートの基本テクニック：ディベートの理解、対立意見チームに分かれて演習	2,3,7,8
C	各論 創薬基礎（化学・物理系）	高校卒業程度の知識＋授業最初の概説で獲得できる知識をもとに、サイエンティフィックな思考、調査、発表を行う。	2,4
C		（第一週）クリティカルシンキング or ロジカルシンキングで課題に対する問題点抽出	3,5,7,8
C		問題点については翌週までに調査	1,5
C		（第二週前半）調査結果をもとにディベート	6,7
D	創薬基礎（生物・医療系）	（第二週後半）薬学研究科の研究室訪問のための調査（どこに行く？何を聞く？など）	2,4,9
D		（第三週）研究室訪問（聞き取りと調査）、理解できないことの整理。翌週までに調査	3,5,7,8,9
D		（第四週）資料まとめとプレゼンテーション、ディスカッション	1,5
D			6,7
E	臨床系	医療・生命倫理：医療倫理の4原則、医療における意思決定、臨床試験の倫理的課題	1,2,9

※2クラス（40人程度）or 4クラス（20数人程度）編成とする。
※15週目はフィードバックとし、各自でこれまで学んだ内容の振り返りを行う。
※左欄のアルファベットは課題のまとまりを表す。右欄の数字は、演習の具体的な目的（表Ⅱ-29）と対応している。

4　患者の語りを導入した演習「医療・生命倫理」の展開

　「薬学研究SGD演習」15週のうちの1週で「医療・生命倫理」の演習を行っている（**表Ⅱ-30**の課題E）。1年次生86名（定員80名）を4つのクラスに分け、1クラス20名程度で演習を行う。担当教員は、薬学部教員としての役職とともに、京都大学医学部附属病院薬剤部にて薬剤師業務や臨床試験に実際に携わっている臨床系教員2名であり、それぞれが独立して2クラス同内容・同時進行で演習を行う。

　本学部の学生の進路は、大学院に進学し研究を続ける者、製薬会社にて新薬の研究・開発に従事する者、薬剤師として臨床現場に進む者など多岐にわたるが、その多くは薬に携わる仕事である。いかなる進路に進もうとも薬の使用者たる患者の利益・不利益を第一に考える倫理観が要求される。しかし、倫理観は一朝一夕に身につくものではなく、社会環境の変化や国民感情の変化などによっても左右され、個々人が常に問い続けなければならないものである。すなわち、倫理に基づく行動に明確な正解があるわけではない。

　そこで本演習では、今後本格的に薬学を学ぶ初年次にふさわしく、まずは事例に対する自身の思いや考えを表出し、社会生活の中で経験的に築いてきた自らの価値観や倫理観を仲間とのディスカッションを通じて見つめ直すことを目標としている。実際の授業構成としては、**表Ⅱ-31**のような流れで演習

表Ⅱ-31　「医療・生命倫理」の授業構成

① 医療倫理とは？
　・倫理と道徳の違い
　・医療倫理の4原則
② 医療倫理に関する4つのケース
　・ケース1：患者と家族の希望の相違
　・ケース2：自殺未遂患者への対応
　・ケース3：未成年患者の両親による輸血拒否
　・ケース4：精神的に不安定な末期がん患者への説明
　各ケースにおいてクリッカーを用いた意見聴取・共有、シンク・ペア・シェアでディスカッション
③ プラセボ対照臨床試験の是非
　・プラセボ対照臨床試験の説明
　・臨床試験参加患者・関係者の語りの視聴
　・シンク・ペア（・スクウェア）・シェアでディスカッション、発表
④ エビデンスのない治療薬の使用の倫理的妥当性
　・クロイツフェルト・ヤコブ病患者2人（18歳少年と16歳少女）に対する、未承認の新薬を用いた治療の倫理的妥当性について、結論に至る思考の過程も記述したうえで、自身の倫理観から考えをレポートに記載
⑤ コメントペーパー
　・本演習の振り返り

を行っている。

　①では、倫理と道徳の違いを学生に問いながら、倫理の定義を明確にした後、医療倫理の4原則を紹介する。一般的な原則を踏まえて②において4つのケーススタディを行う。使用するケースは、日本医師会 会員の倫理・資質向上委員会が作成した「医の倫理について考える：現場で役立つケーススタディ」を参考資料として使用している。各ケースでどのように振る舞うべきかの選択肢を提示し、各人にクリッカーで回答させる。教室全体の意見の傾向を学生に見せた後に、2人ペアになって意見交換を行わせる。
　一般に、倫理的な問題では個人の主観的見解が如実に表れるため、学生は意見を表出することを躊躇する傾向が強い。クリッカーを使うことで、意見の大勢を事前に知らせ、自らの意見を調整する機会を与えている。また、グループ討論の苦手な学生に配慮して、最も簡便なシンク・ペア・シェアを採用している。シンク・ペア・シェアによる議論の後に教員が何人かにインタビューを行い、各人の意見を聴取する。最後に医師会の見解を紹介するが、実際に医療現場で出会うシチュエーションと全く同じではないことや、医師と薬剤師の医療者としての立場の違いや患者・家族との距離感などを考慮すると、決して医師会の回答例がすべてではなく、ケースごとに自分で考え判断することが重要であることを学生に伝えるよう留意している。
　③では、プラセボ対照臨床試験の是非について考えてもらう。プラセボとは偽薬のことで、臨床試験において被験薬の効果を科学的に証明するために対照として使用されるものである。被験薬の有効性・安全性を科学的に正し

く評価したいという創薬研究者の視点では、プラセボの利用は必須であると考えられるが、一方で被験者は患者であり、プラセボが割り当てられた場合には不利益を被る可能性が考えられる。このような一般的にいわれているプラセボ対照臨床試験の長所・短所を説明した後に、ディペックス・ジャパンの「臨床試験・治験の語り」を学生に見せている。

　臨床試験にかかわる患者の中には、自身が臨床試験に参加することで新薬の開発に貢献できたと前向きにとらえる患者もいれば、これまでの標準治療を中止して臨床試験に参加し病状が悪化した患者や、治療法がないなかでワラにもすがる思いで臨床試験に参加する患者やその家族、そもそも臨床試験の条件に適合せず参加すらできない患者など、さまざまな患者がいることを映像を通して学生に理解させている。

　その後、プラセボ対照臨床試験の是非についてまず1人で自分自身の考えをまとめ、他人に説明するために情報や考えを整理する時間を10分間与えている。次に2人で意見を共有する時間を5分間設け、4人でのディスカッションを10分間行い、グループ内の意見をまとめてもらっている。このように人数を増やしていくシンク・ペア・スクウェア・シェアの方式を採用し、学生が自分の意見を無理なく話すことができるような演習形式にしている。最後に各グループからまとめた意見を発表してもらい、教室全体で意見を共有する。

　④では、エビデンスのない治療薬の使用を迫られたクロイツフェルト・ヤコブ病患者が2人登場するシナリオを用いて、その妥当性をA4用紙1枚に思考の過程と併せて記すレポートを課している。今後、学年が上がっていった段階でも同様のレポート課題を課すことで、学生の倫理観の成長の程度を測るツールとして使用する予定である。

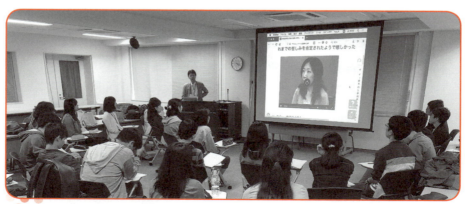

図II-9　患者の語りを聞く様子

演習の最後には、⑤のコメントペーパーを書くことで振り返りの時間を設けている。コメントペーパーの記載項目は、〈今日の演習を通じて学んだこと、気づいたこと〉〈今日の反省〉〈教員・TA（Teaching Assistant）にひと言〉の3つであり、提出されたコメントペーパーは演習を担当した教員がすべて目を通し、コメントを入れたうえで各学生に返却し、次回以降の演習につなげてもらうようフィードバックを行っている。

5　患者の語りを用いたアクティブラーニングで開発できる能力

　臨床試験では被験薬の真の薬効が科学的に証明される必要がある。すなわち、デザインされた試験プロトコルに基づき被験者を割り付け、統計的な結果をもって評価されなければならない。しかし、その被験薬を投与されるのは患者であり、患者やその家族はさまざまな想いを抱えながら臨床試験に参加している。薬学部生には医療系学部に属する学生として、こうした背景を理解したうえで、創薬研究や臨床研究に携わってほしいという思いがある。

　学生は、これまでの社会生活の中で生命の尊厳について意識的無意識的に考えてきたはずであり、あるレベルでの倫理観を備えている。しかし、これらはあくまで主観的、情動的なものに基づく倫理観ではないかと推察される。薬学教育の中では、自らが医療人として他者に介入しその生命や生活に影響を与える存在であることを理解し、そのうえでの倫理観を養う必要がある。これは講義などの抽象的で概念的な授業では身につかず、具体的な事例に触れて考えながら内省的に構築されなければならない。

　ディペックス・ジャパンの「患者の語り」を採用した大きな理由は、多様な患者の思いを聞くことができる点にある。本来であれば、実際に臨床試験に参加した経験のある患者やその家族から直接話を伺うのが最も効果的であると思われるが、経費的にも時間的にも難しい。一方でディペックス・ジャパンを活用することで、インターネットを介して表情のくみ取れる距離で語られる患者一人ひとりの思いが学生に伝わり、また、各編数分とコンパクトに編集されているので、一回の授業で多くの患者の語りを聞くことができ、倫理の問題を多角的に考える機会を提供できる。

　本演習では、患者の語りを聞かせた後に、プラセボ対照臨床試験について個人で考え、2人、4人と人数を増やして考えを共有する過程で、同じ語りを聞いてもとらえ方は人それぞれであることを感じ、より深く思考することで倫理観を養えるのではないかと考えている。また、4人でのディスカッショ

ンでは、最終的にグループの意見をまとめ、クラス内で発表してもらっている。その作業の中で自分とは異なった考えをもった人との意見の調整を経験することになり、コミュニケーション能力やディスカッション能力、リーダーシップといった能力が開発できるのではないかと考えている。

6 使用した患者やその家族の語り

授業に使用した語りは以下のとおりである。

臨床試験・治験の語り	イメージとその変化

友達は「試験材料にされる」と言って誰一人賛成しなかったが、「殺すためでなく治すためにやるんだから」といってその意見は聞かずに参加を決めた

臨床試験・治験の語り	参加できなかった理由／参加しなかった理由

線維筋痛症の薬の治験に参加したが、問診で「死にたいと思ったことがある」と答えたことが除外基準にかかり、参加を断られた。これまでの苦しみを否定されたようで悲しかった

臨床試験・治験の語り	参加中の体調トラブル

第2相試験で効果がない薬を使うグループに入っている間、回復していた皮膚の状態が再度悪化してしまったのに、ステロイドが使えず我慢するのが苦しかった（音声のみ）

臨床試験・治験の語り	終了後の感想

他に薬がなくてわらにもすがる思いで治験に参加するのに、なぜプラセボを入れるのか、パンフレットを読んでも、医療者に聞いても、最後まで納得いかなかった

臨床試験・治験の語り	終了後の感想

治験に参加した商品が製品化されたと聞いたときはうれしかった。もし自分が試したのがプラセボだったとしても自分のデータが役に立ったと思う（音声のみ）

7 患者の語り活用の評価

　学生の反応をコメントペーパーより取り上げると、「薬の開発者目線と患者目線では同じものを見ていてもかなり違った見え方になることに気づいた」「薬を創る側としてだけでなく、薬を使う側の視点を学べた」といった内容の記載が多く見受けられ、これまで研究者目線でしかとらえていなかった臨床試験に対して、患者目線で見つめることの必要性を感じているようであった。コメントペーパーに記載された内容からは、患者やその家族の語りを視聴させることは印象的かつ効果的であったことが示唆され、患者一人ひとりの思いを踏まえながら医療・生命倫理の問題を多角的に考える、という「患者の語り」導入のねらいがおおむね達成できているのではないかと考えられた。

　また、ある学生の感想の中には、「医療・生命倫理という明確な答えのない問いに対して、自分で考え、同級生と議論する経験はこれまでなく、貴重な時間だった」との記述があった。私的な会話ではなく授業という場で情動的な内容を含む議論を行うことが新鮮で、かつ自らを客観的に見つめるよい機会になったのではないかと推察される。

　ここで、「生徒・学生が他者と関わりながら、対象世界を深く学び、自分のこれまでの知識や経験と結びつけると同時にこれからの人生につなげていけるような学習」というディープ・アクティブラーニングの定義に照らしてみたい。患者の語りを聞くことで、学生は臨床試験に参加した患者やその家族と疑似的にではあるが実体のある医療社会の一端に触れ、倫理という答えのない問題について、自分のこれまでの知識や経験だけでなく、他者である同級生とかかわりながら一緒に深く考える機会をもつことができた。「患者の語り」はディープ・アクティブラーニングを推進する際の有用なツールになると感じた。

　教員の振り返りとして、オンラインであっても患者やその家族の語りを聞かせることの教育効果を実感する一方で、時間制限があるなかでどの語りを見せるのが効果的か、語りを視聴させる時間と学生に思考させる時間、議論させる時間の配分をどのようにするか、といった点については検証していく必要性を感じた。

8　今後の課題

　コメントペーパーや授業アンケートなどを見る限りでは、患者の語りを取り入れた「医療・生命倫理」の演習は、学生が自身の倫理観を問うよい機会になっており、患者中心の医薬品開発を意識する機会にもなっているようである。今後の課題は、倫理観を醸成するために継続的な学びをどのように実践していくか、倫理観の醸成を何に基づいて評価していくかといった点である。

　また、本学においては、将来、製薬会社や大学で創薬研究の道に進む学生が多くを占めており、彼らは患者と直接接する機会は少ない。しかし、薬学部出身者である意義というのは、研究者であっても一人の医療者として常に患者を意識することができる点であると思われる。その辺りの意識づけをどのように行っていくかも今後の課題である。

引用文献

1) Bonwell, C. C., & Eison, J. A.: Active Learning: CreatingExcitement in the Classroom. ASHE-ERIC Higher Education. Report No.1. 1991.
2) 松下佳代・京都大学高等教育研究開発推進センター編：ディープ・アクティブラーニング―大学授業を深化させるために，勁草書房，2015.

参考文献

・松下佳代：科学におけるディープ・アクティブラーニング―概念変化の実践と研究に焦点をあてて，科学教育研究，41（2），2017，p.77-84.
・日本医師会 会員の倫理・資質向上委員会：医の倫理について考える：現場で役立つケーススタディ，2017.〈http://dl.med.or.jp/dl-med/doctor/rinri_cs.pdf〉[2019.11.14 確認]

ディペックス・ジャパンからのメッセージ

　2018年に開催された日本看護学教育学会第28回学術集会において、京都大学高等教育研究開発推進センターの松下佳代氏が「ディープ・アクティブラーニングのすすめ」というテーマで教育講演を行った。このとき、ディペックス・ジャパンの語りがアクティブラーニングの教材としてさまざまな可能性をもつと紹介され、この講演を聞いていた教育的活用ワーキンググループのメンバーと顔を見合わせて喜んだ。そのご縁で今回、津田氏に教育実践例に関する執筆をお願いした。医療系の教員にとってはアクティブラーニングという言葉が使われるようになる前から、学生ができるだけ能動的に学べるようにSGDやPBL、ロールプレイ、事例展開、視聴覚教材の活用などの工夫をしてきたように思う。しかし、松下氏の提唱するディープ・アクティブラーニングは、深い学びの先に「これからの人生につなげていける」ことまでを視野に入れたものである。この学びの過程には、self-awareness（自己理解）とself-reflection（自己省察）が生じることが必要となるだろう。ディペックス・ジャパンの語りを用いた授業の多くでグループディスカッションや感想などの記述を取り入れている。患者の語りを教材として使うだけではなく、語りを通して自分が考えたことや感じたことを言葉で表現し、他者と共有し話し合うこと、そして、学びの振り返りをすることが大切である。自分や他者との対話を通して、初めてこれからの人生につながる学びとなって根づいていくのではないだろうか。

Column

テュートリアル教育における「患者の語り」の活用

● 学生自身で課題発見と解決を行うテュートリアル教育

北里大学の医療検査学科は臨床検査技師を養成する学科であり、3年次にテュートリアル教育を行っている。テュートリアル教育とは少人数でのグループ討論を経て学習を深めていく教育のことで、授業では医療コミュニケーション演習、ならびに感染症を含めたさまざまな疾患に関する課題について、グループで討論を行う。記憶中心の学習から知識習得型の学習への転換を促すのが目的である。

近年、臨床検査技師を取り巻く環境が大きく変わり、従来のように検査室の中で検査を行う仕事から、検査室を出て、医療スタッフの一員としてチーム医療に携わることが求められる時代へと役割が変化してきている。こうしたチーム医療における業務を円滑に進めるには、チームワーク、つまりコミュニケーション能力が重要となってくるが、通常の講義・実習ではコミュニケーション能力を養うことは難しいのが現状である。そのため、当医療検査学科ではテュートリアル教育を長年行っている。

● 病院実習前に効果的な医療コミュニケーション演習

また、医療スタッフ同士だけでなく、患者さんの立場になって考えられる臨床検査技師になってほしいという思いから、ディペックス・ジャパンの「患者の語り」を利用した医療コミュニケーション演習を数年前から行っている。この演習はちょうど病院実習が始まる直前の期間に行うこともあり、通常の授業を受ける姿勢とは異なり、熱心に患者さんの語りを聞き、メモを取っている学生の姿がとても印象的である。

具体的な内容としては1日目の午前中に「患者の語り」を全員で視聴後、午後に少人数グループ（6〜7人）に分かれ、自分たちが感じた内容について討論をしていく。その討論内容をパワーポイント数枚にまとめ、2日目の午前中に各グループが発表を行うといった内容である。

評価は、各グループを担当しているテューター（教員）による討論への参加状況評価、学生自身の自己評価、ノートとレポートの内容などを用いて行っている。

演習後に実施した学生アンケートでは、「患者の語り」を用いた医療コミュニケーション演習に対する好意的な意見が多くあり、学生自身が将来、医療に携わる立場であることを再認識する良い機会になっていると思われる。

このように、「患者の語り」を利用した医療コミュニケーション演習では、普段は聴くことのできない患者さんの生の声をインタビュー形式で視聴することができ、病院実習が始まる直前の学生にとって、実習に取り組む姿勢を改めて考え直す有意義な時間であると思われる。

北里大学医療衛生学部医療検査学科臨床検査学　長塩　亮

資料

「健康と病いの語りデータベース」の活用に向けて

認定NPO法人健康と病いの語りディペックス・ジャパン **射場典子**
同 **佐藤（佐久間）りか**

　本書で紹介した各事例で活用されている患者の語りは、「健康と病いの語りデータベース」（https://www.dipex-j.org/）に収録されている（図1）。2019年現在、「乳がんの語り」「前立腺がんの語り」「認知症の語り」「大腸がん検診の語り」「臨床試験・治験の語り」「慢性の痛みの語り」「クローン病の語り」の7つが公開されており（表1）、これらの病いや医療体験の当事者である男女300人以上の体験談（映像・音声・テキスト）を視聴することができる。そして、「障害学生の語り」「心不全の語り」「医療的ケア児の家族の語り」「糖尿病の語り」の4つのプロジェクトが公開に向けて進行中である。
　本稿では、このデータベースが作られた背景とその方法論、そして運営を担う認定NPO法人健康と病いの語りディペックス・ジャパン（以下、ディペックス・ジャパン）について紹介する。

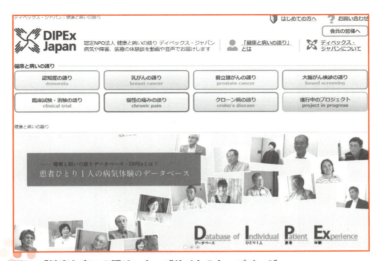

図1　「健康と病いの語り」ウェブサイトのトップページ

表1 「健康と病いの語り」の各ウェブサイト

乳がんの語り	乳がんを体験した20歳代から80歳代の女性49人と男性2人のインタビューを収録。乳がんを発見したときのこと、乳がんの治療、再発や転移、生活や仕事、妊娠・出産など27のトピックについて語っている。 (2009年12月公開)
前立腺がんの語り	前立腺がんを体験した50歳代から80歳代の男性52人のインタビューを収録。前立腺がんを発見したときのこと、前立腺がんの治療、経過と進行、体調管理や経済的負担など26のトピックについて語っている。 (2010年1月公開)
認知症の語り	認知症を体験した50歳代から80歳代の女性6人と男性8人、家族介護者である30歳代から80歳代の女性29人と男性10人のインタビューを収録。症状の始まりや診断を受けたときのこと、認知症と向き合う本人の思いや介護者の心の葛藤など26のトピックについて語っている。 (2013年7月公開)
大腸がん検診の語り	検診を受けてがんが見つかった人、受けないで見つかった人、受けていても見つからなかった人、一度も受けたことがない人など35人の異なる立場の方々のインタビューを収録。検査の実際や検診を受けた理由・受けない理由など18のトピックについて語っている。 (2014年3月公開)
臨床試験・治験の語り	臨床試験・治験に参加した人、参加できなかった人、参加を断った人など40人の異なる立場の方々のインタビューを収録。事前説明や臨床試験特有のこと、参加中の体調トラブル、終了後の感想など22のトピックについて語っている。 (2016年11月公開)
慢性の痛みの語り	慢性の痛みを体験した20歳代から80歳代までの女性31人と男性10人、40歳代から50歳代の家族5人のインタビューを収録。慢性の痛みが及ぼす生活や仕事、家族などへのさまざまな影響や痛みとともに生きる知恵など22のトピックについて語っている。 (2018年7月公開)
クローン病の語り	クローン病を体験した20歳代から50歳代の男性20人と女性15人のインタビューを収録。症状や治療に関する語りのほかに、就学・就労など日常生活への影響、また家族や同病者とのつながりなど、人間関係への影響なども含め19のトピックについて語っている。 (2019年6月公開)

1 「健康と病いの語りデータベース」とは

　病気の診断を受けたとき、自分と同じ立場になった人が、どのように診断を受け止め、病気と向き合っていったのか、今後の生活や経過はどうなるのか、病気のことを知りたいというニーズに応えるために作られたのが「健康と病いの語りデータベース」である。英国オックスフォード大学で開発されたDIPEx（Database of Individual Patient Experiences；個々の患者の経験のデータベース）をモデルに、社会科学の領域で用いられてきた質的研究法に則り、1つの病気や医療体験について35～50人にインタビューを行って、その体験談を蓄積している。
　このデータベース（ウェブサイト）の特徴を以下に示す。

1）患者の生の語りを映像と音声と文章で公開

「健康と病いの語りデータベース」では、映像や音声の形式で、体験者の「語り」に触れることができる点が大きな特徴である。体験者にインタビューした映像・音声を、1つのトピックにつき1～3分程度の長さに編集して公開しており、各映像の下には、話している内容を文章でも掲載している。

インターネット上には闘病体験記が数多く存在するが、それらは匿名で提供された文章形式の情報であることが多い。「健康と病いの語りデータベース」では（語り手の希望により、声だけの方や文章だけ公開している場合もあるが）、匿名であっても、語り手の多くが顔を出して自らの体験を語っている。困難な状況についての語りであっても、その状況を乗り越えた姿を見ることができ、語り手の表情や肉声がもつリアリティが、患者・家族に病気と向き合う勇気を与え、医療者にとっては患者を理解するための想像力の幅を広げることにつながる。

2）1つの疾患につき複数の体験を収録

患者・家族が書いている闘病記や体験談ブログなどは、その人一人の体験や知見によるが、「健康と病いの語りデータベース」では、1つの疾患につき必ず複数の経験者の語りを集めている。年齢、居住地、病状、治療の種類など背景が異なる35～50人の方にインタビューを行い、なるべく多様な経験の「語り」を集めて、系統的に整理・分類したうえで公開している。

同じ疾患であっても、年齢や性別、病気の進み具合が異なれば、診断時に受ける衝撃も治療法を選択する際の価値観も大きく異なってくる。たとえば、同じ35歳の乳がん患者でも、既婚者で幼い子どもがいる場合、これから妊娠を予定している場合、独身の場合など、その人がおかれた状況によって、乳房を切除するか温存するかの判断も違ってくる。

このように、疾患は同じでも、一人ひとりの「物語」は違うので、自分に一番近い立場の人を探して、その経験を知ることもできるし、さまざまな人の経験を知り、自分が一人ではないと感じるきっかけにもなる。

3）信頼性の確保

インターネット上にはさまざまな医療情報が溢れており、どの情報が信頼できるのか、どこまで自分に当てはまるのかは、なかなか一人では判断することが難しい現状がある。特に、その病気になったばかりの人にとっては、インターネット上の情報には初めて知ることが多く含まれている。

ディペックス・ジャパンでは、専門の訓練を受けた各プロジェクトの担当

者(以下、リサーチャー)が、体験者の方に直接インタビューを行っている。また、公開する語りの内容については、アドバイザリー委員会と呼ばれる専門医や患者会スタッフなどが内容に目を通し、医学的な間違いがないか、患者・家族に不安や誤解を与えないかなどの観点から事前にチェックして、情報の質を担保している。

「健康と病いの語りデータベース」は、日々の生活の中で病気をどのように体験したかを紹介することを目指しており、最新の医学知識や治療法に関する情報提供を目的としたものではない。しかし、できるだけ安心して利用できるよう、患者・医療者・研究者の三者が、それぞれの専門性を活かして作成に取り組んでいる。

2 「健康と病いの語りデータベース」の目的と制作

1) データベース作成・公開の目的

ディペックス・ジャパンは、患者の語りに耳を傾けることから"患者主体の医療"の実現を目指して、「健康と病いの語りデータベース」を公開・運営している。

主たる目的は、患者・家族に病気と向き合うための情報、知恵と勇気、心の支えを提供することである。また、友人や職場の人など周囲の人々には、「病いを患う」ということがどういうことなのかをわかりやすく提示して、患者・家族の社会生活の質の向上につなげることを目指している。

さらに、本書で紹介しているように、医療系学生の教育や、医療者の継続教育に患者の語りを活用することで、病いや障害とともに生きることの本質に触れてもらい、より全人的な医療、患者の立場に立ったケアの醸成を図るとともに、「当事者にしか語れない言葉」を確かな学術的研究に結びつけることを通して、医療政策や医療行政に患者の視点を導入して、患者主体の医療やケアの確立に結びつけたいと考えている。

2) データベースの制作

(1) インタビューの方法

インタビューの語り手(**写真右**)は、医療機関や患者会、SNSやウェブサイト、新聞・テレビなどのメディアを通じて募集する。自分の病気の経験を話した

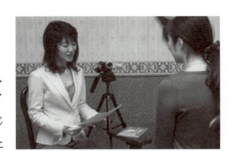

い、話してもいいと思った人に応募してもらい、インタビューを行う。この とき、maximum variation sampling による、できるだけ多様な背景の語り 手にインタビューを行うようにする。

インタビューの場所は医療機関を避け、リラックスして自由に自分の思い や考えを話せるように、その方のご自宅やプライバシーが保てるような公共 施設の会議室等で行う。

インタビューでは、一問一答で答えてもらうのではなく、まず本人が異変 に気づいてから今までのことを振り返りながら、自由に話してもらうかたち をとる。ひと通り話を聞いたうえで、さらに確認したいこと、聞きたいこと がある場合は、補足的な質問をする。

後日、収録したインタビューの逐語録を本人に送り、内容を確認して公開 したくない部分を削除し、明らかな間違いを修正してもらったうえで、公開 してもいいと本人が認めた部分だけをデータ分析とデータベース構築に用い る。

(2) データベースの構築

インタビューを行ったリサーチャーは、語り手のチェックが終わったイン タビューの逐語録を読み込んで、質的研究の手法を用いて内容を細分化して 整理し、「症状の始まり」「診断されたときの気持ち」「病気と仕事のかかわ り」などのトピックごとに、語りの内容から構造を検討してデータベースを 作り上げる。前述したように、公開する内容はアドバイザリー委員会が事前 にチェックを行う。氏名や病院名などの個人情報は削除されるが、映像や音 声を通じて一人ひとりの表情や感情が伝わるため、ウェブサイトを訪れる人 は語り手を確かな存在として身近に感じることができる。

(3) 語りのデータの二次利用

ウェブサイト上に公開されている語りは、インタビューで得られた全体の データの1～3割程度に過ぎない。公開されていないデータを含む貴重な語 りのデータは、患者主体の医療の実現に寄与するような患者支援ツールや教 育ツールの開発、学術研究や政策提言を行うための社会資源として有効活用 できるよう、「データシェアリング」というかたちで積極的に内外の研究者 にシェアする試みを行っている。

学術研究の一環として語りのデータを分析される場合は、ウェブサイト上 に公開されている語りのみを分析するのではなく、サイト上には公開されて いない部分も含めた「データアーカイブ」の語りデータを有償で利用するこ

とが可能である。データシェアリングの詳細と、これまでにデータシェアリングによって執筆された論文の一覧はウェブサイトを参照されたい（https://www.dipex-j.org/outline/data-sharing）。

3 「健康と病いの語りデータベース」の効果的な活用

1）トピックに焦点を当てて探す

まず、例として「乳がんの語り」のトップページを開くと、語りのデータから抽出されたトピックが表示された目次ページ（**図2**）となる。ここでは、「発見」「治療」「再発・転移」「生活」という4つの大分類（**図2のA**）に20～30のトピック（**図2のB**）が振り分けられている。

乳がんの「発見」の大分類には、〈異常の発見〉〈乳がん検診〉〈診断のための検査〉〈診断されたときの気持ち〉〈病院・医師の選択〉〈治療法の選択・意思決定〉〈セカンド・オピニオン〉という7つのトピックのバナーが配置されている。見たいトピックがはっきりしないときには、大分類の中からトピックを探すことも可能である。

トピックの一つ〈異常の発見〉を開いてみると、【解説ページ】が表示され（**図3**）、リサーチャーがそのトピックについて、どのような語りがあるかを解説しながら体験者の語りを紹介している。ここでは、体験者の語りは見出しにあたる【語りタイトル】だけが表示されているので、そこをクリックすると、体験者の語りを映像・音声・テキストで視聴できる【語りページ】に移動する。同じトピックについて複数の方がさまざまな角度から語っているので、同じ病気や出来事であっても、人によっていろいろなケースがあり、感じ方や受け止め方が違うことや、場合によっては痛みの程度や選択方法が異なることがわかる。

関心のあるトピックの効果的な見方は、**図3**のように、解説ページの上から順に、①解説を読み、②紹介されている語りを視聴し、③解説ページに戻り、また次に②紹介されている語りを視聴し……と読み進めていくことである。各トピックについてさまざまな調査・研究を行い、体験者に実際にインタビューを行ったリサーチャーによる解説と体験者の語りを順にひと通り視聴することで、そのトピックについてより深く理解することができる。人それぞれに考え方も感じ方も違うことを知り、体験者それぞれに物語があることを理解したうえで医療が提供されることが大切だと考えている。1人の語りだけで理解したと思わず、多くの体験談に耳を傾けていただきたい。

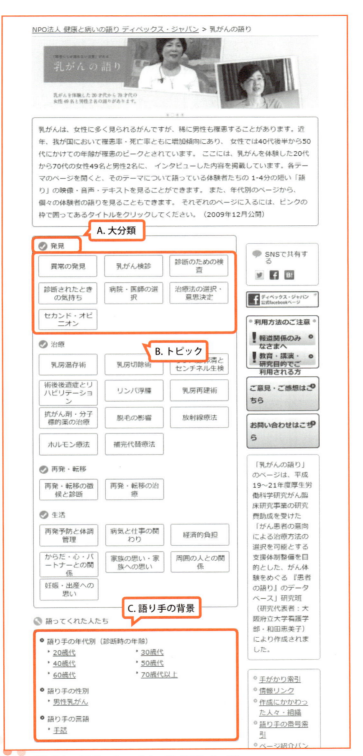

図2 「乳がんの語り」トップページ（目次ページ）

「健康と病いの語りデータベース」の活用に向けて

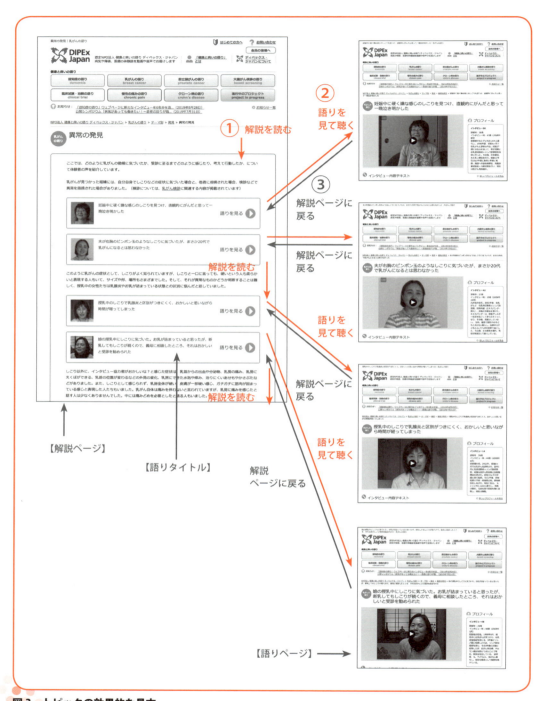

図3　トピックの効果的な見方

なお、語りを視聴するページで語り手の写真が表示されてない場合は、音声のみもしくはテキストのみの体験談である。また、語り手の背景を知りたい場合は、【語りページ】で語り手の写真の横に簡単なプロフィールが添えられているので参照されたい。枠下の「詳しいプロフィールを見る」をクリックすると、この語り手の病いの体験の概要を知ることができる。

2) 語り手の背景情報から探す

トピックからさまざまな体験談を見るのとは違い、特定の状況にある人の語りを探す場合には、「乳がん」「前立腺がん」「認知症」などのトップページ（目次ページ）の下部にある、【語ってくれた人たち】（図2のC）を見ると、年代（乳がん、前立腺がん、慢性の痛み、クローン病）、性別（乳がん）、病気のタイプ（認知症）、本人との関係（認知症、慢性の痛み）、がんの診断の有無（大腸がん検診）、参加状況（臨床試験・治療）、対象疾患（臨床試験・治療）、痛みの部位（慢性の痛み）、言語（乳がん）といった背景情報があり、そこから該当する語り手のリストがあるページに移動し、リストから関心のある語り手のページを開くことができる。ここでは、プロフィールや語りを一覧で見ることができる。

3) キーワードから探す

さらに、すべてのページの最下部には、自分が探したい言葉やキーワードを自由に入れて、サイト内検索が可能な検索ボックスがある。この検索ボックスを使うと、ディペックス・ジャパンで公開しているすべての語りやトピック、語り手のプロフィールなどを横断的に検索することができるので活用されたい。

*

このようにディペックス・ジャパンのデータベースは、さまざまな切り口からアプローチすることができる。一般的にインターネット上で情報を探すとき、あふれる情報の中から自分の「知りたい情報」へと焦点を絞って検索を進めることになり、視野が狭まる傾向がある。しかし、ディペックス・ジャパンのデータベースには、多様な人の語りが掲載されており、おのずとその他の人の体験談も目に入るようになっている。ピンポイントで自分の知りたいことを調べることもできる一方、自分の考えの範疇にない、または自分とは背景が異なる人たちの語りも目に留まるような構造といえる。

4 「健康と病いの語りデータベース」の教育的活用の手引き

ここでは、データベースの語りを授業や研修に活用する際の手順を示す。

1) 目的に合わせた語りを見つける

授業や研修の目的に合わせて語りを探すには、前述した「効果的な活用」（p.158）を参照されたい。①トピックに焦点を当てて語りを見つける方法、②語り手の背景情報から語りを見つける方法、③キーワードから検索する方法がある。

2) 語りの利用許諾をとる

ウェブサイトで公開されている語りには、体験談を語った本人に帰属する著作権・肖像権がある。語りが誤用・濫用されることのないよう、ディペックス・ジャパンには利用実態について情報を収集する責任があるため、教育や講演、研究等に体験者の音声・映像・画像を使用する際には、必ず事前に連絡をお願いしている。トップページ右下の「教育・講演・研究目的でご利用される方へ」というバナーから連絡用のフォームを開くことができる。

3) 引用のルール

ウェブサイト上に公開されている体験者の語りを、教育・講演・研究等で引用する場合には、URLを紹介するなどして、必ず出典がディペックス・ジャパンが運営する「健康と病いの語りデータベース」の「(例)乳がんの語りウェブページ」であることがわかるようにする。

4) 事後アンケートへの協力

利用実態を把握するとともに、今後のデータベース制作やウェブサイトの改善に向けた情報を得るため、語りの利用後にアンケートを実施しているのでご協力いただきたい。

5 「教育的活用ウェブサイト」の公開

現在公開されている「健康と病いの語りデータベース」には、300人以上の病気や医療の体験者の語りのクリップ（映像や音声）が収録されており、患

者の生の声に触れて学べる場として、医療系教育機関や一般市民向け公開講座などで広く活用されている。しかし、ここで公開されているクリップは、あくまでも患者・家族など当事者の方の支援を念頭において編集されたものであり、専門職の

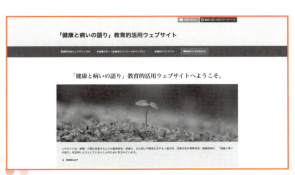

図4　教育的活用ウェブサイトのトップページ
（https://edu.dipex-j.org/）

教育や研修向けには作られていない。さらに、映像データのダウンロードは認められていないので、疾患ごとに300～500個もある語りの中から、授業で視聴する語りを決め、授業の際にその都度、見つけて再生するというのは大変な作業であるという声が多かった。

　そこで、ディペックス・ジャパンでは、教育等に活用しやすくするため、2019年に教育的活用に特化した会員限定ウェブサイトを公開した（図4）。ディペックス・ジャパンの正会員であれば、誰でも利用できる。ここには、「授業スライド集」「ロングバージョンビデオと授業例」「医療者とのかかわりを考えるビデオクリップ集」「よりよい臨床のためのトリガーフィルム」などのコンテンツがある。

　「授業スライド集（図5）」とは、語りを活用して行われた授業や講演会などのパワーポイントスライドを集めたもので、実際の活用例をもとに新たな活用法を考えるヒントにしていただくことを目的としている。専用のスライ

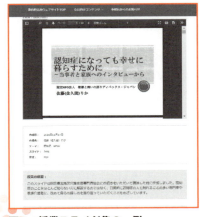

図5　授業スライド集の一例

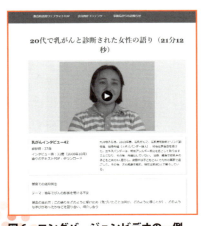

図6　ロングバージョンビデオの一例

ドビュアーで見ることができ、ダウンロードやプリントアウトもできる。

「ロングバージョンビデオと授業例（図6）」には、一人の患者・家族の思いや体験の全体像を理解しやすくするために作られた20分前後のビデオが4本収められており、実際にそれらを使った授業の例が紹介されている。

「医療者とのかかわりを考えるビデオクリップ集」には患者・家族が医療者について語っている2〜3分のビデオクリップが10本収められており、患者・家族と医療者の関係性やコミュニケーションのあり方を考えるための教材として使えるようになっている。

「よりよい臨床のためのトリガーフィルム」では、医療現場の改善に向けてスタッフと患者・家族が、自分たちの抱える課題や問題点について率直に議論するきっかけになるような映像（トリガーフィルム）を紹介している。英国DIPExのウェブサイト（現Healthtalk）に掲載されている認知症ケアや集中治療（ICU）などに関するトリガーフィルムに字幕をつけたものや、ディペックス・ジャパンが「臨床試験・治験の患者参画」と「当事者主体の認知症ケア」について考えるために独自に作成したトリガーフィルムを視聴することができる。

これらの教材には、これまで公開されていない語りが含まれている。さらに教育的活用ウェブサイトでは、自分が使いたいと思って選んだ語りを登録できるマイページ機能がある。

6 ディペックス・ジャパンの活動

ディペックス・ジャパンは、「患者の語りが医療を変える」を合言葉に、英国のDIPExをモデルとした「健康と病いの語りデータベース」を構築し、社会資源として活用していくことを目的として作られた認定特定非営利活動法人である。

メンバーには医師、看護師、薬剤師、臨床心理士、理学療法士といった医療関係者、さらには心理学や社会学、コミュニケーション論、言語学などさまざまな領域の研究者、ジャーナリスト、図書館司書など、多種多様な職種の人々が参加している。専門家ばかりでなく、インタビューに協力したことをきっかけに参加した患者体験者もいれば、自分の病気の語りのデータベースを作ろうと活動に加わった慢性疾患患者もいる。

より良い医療やケアを実現するために、科学的・学術的な方法と理論を基盤にしつつ、同時に市民の感覚と価値観を大切にしながら、病いの体験を収

集・分析し、その成果を広く社会に還元することが、私たちの使命である。

　現在、公開されているのは限られた病いや医療の体験であるが、将来的にはもっと多くの病気や障害、医療の体験をカバーし、より多くの人々に、安心と希望と勇気を届けられるよう活動していきたいと考えている。

　「健康と病いの語りデータベース」のモデルとなっているのは、2001年に英国オックスフォード大学プライマリヘルスケアサイエンス部門とDIPExチャリティという非営利団体がDIPExという名前で立ち上げた患者体験のデータベースである。現在はHealthtalkと呼ばれている英国DIPExのウェブサイトは、患者向け情報提供サイトとして高い評価を受け、英国医学研究者会議（MRC）、英国立保健学研究所（NIHR）、英国立がん研究所（NCRI）などのウェブサイトにも紹介されている。

　英国DIPExのウェブサイトは、一般向けのHealthtalk（さまざまな病気や医療体験の語り。http://www.healthtalk.org/）とYouthhealthtalk（ユースヘルストーク）（16～25歳までの若者の語り。http://www.healthtalk.org/young-peoples-experiences）の2つがあり、2019年現在、この2つに収録されている病いや医療の体験のウェブページは、約100種類を数え、合計3000人を超す患者や家族の語りが公開されている。さらに、英国DIPExのウェブサイトには、専門家向けのHealth Professionals（医療者向け。http://www.healthtalk.org/health-professionals）とLearning & teaching（学習＆教育。http://www.healthtalk.org/learning-teaching）があり、教育・研修用のさまざまなテーマのトリガーフィルムなどが公開されている。

　ディペックス・ジャパンの運営する「健康と病いの語りデータベース」は、2009年にDIPExチャリティにより、日本におけるDIPEx公式サイトとして承認された。そして、このような取り組みは世界規模で進展しており、2013年にはDIPEx International（http://www.dipexinternational.org/）が正式な法人として発足するに至った（表2）。

　ディペックス・ジャパンが大切にしていることの一つに、私たちの活動が、特定の治療法や商品の使用を促す目的で偏り歪められることがないように、製薬会社や医療機器メーカーからの資金提供を受けていないことがある。これはDIPEx Internationalの理念でもある。そうした資金に頼らずに活動を続けていくためには、多くの方々からのご支援やご協力が不可欠である。活動趣旨にご賛同いただける場合、ぜひディペックス・ジャパンへのご入会・ご寄付を通じて、この活動を支えていただきたいと願っている。詳しくはウェブサイトの「支援する」（http://www.dipex-j.org/join/support）のページを参照されたい。

表2 ディペックス・インターナショナルのメンバー（2019年12月現在）

メンバー	ウェブサイト URL
英国	http://www.healthtalk.org/
日本	https://www.dipex-j.org/
ドイツ	http://krankheitserfahrungen.de/
韓国	http://healthstory4u.co.kr/
スペイン	https://www.dipex.es/nueva/
オランダ	https://www.pratenovergezondheid.nl/
カナダ	https://healthexperiences.ca/
オーストラリア	https://healthtalkaustralia.org/
チェコ	https://hovoryozdravi.cz/
アメリカ	http://healthexperiencesusa.org/
ノルウェイ	ウェブサイト公開準備中（http://helsesnakk.no/）
スイス	https://dipex.ch/
ブラジル	ウェブサイト公開準備中

認定NPO法人 健康と病いの語りディペックス・ジャパン事務局
〒103-0004 東京都中央区東日本橋 3-5-9 市川ビル2階
電話：03-6661-6242（平日 10～16時）
FAX：03-6661-6243
電子メール：question@dipex-j.org

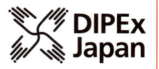

患者の語りと医療者教育
"映像と言葉"が伝える当事者の経験

2019年12月1日　第1版第1刷発行　〈検印省略〉

編集 .... 認定NPO法人 健康と病いの語りディペックス・ジャパン
発行 .... 株式会社 日本看護協会出版会
　　　　　　　　　　〒150-0001 東京都渋谷区神宮前5-8-2　日本看護協会ビル4階
　　　　　　　　　　注文・問合せ／書店窓口：tel.0436-23-3271　fax.0436-23-3272
　　　　　　　　　　編集：tel.03-5319-7171　　web：https://www.jnapc.co.jp

装丁・デザイン .... paper stone
印刷 .... 株式会社 フクイン

ⓒ2019 Printed in Japan　ISBN 978-4-8180-2237-9

本書に掲載された著作物の複写・複製・転載・翻訳・データベースへの取り込み、および送信（送信可能化権を含む）・上映・譲渡に関する許諾権は、株式会社日本看護協会出版会が保有しています。

JCOPY〈出版者著作権管理機構 委託出版物〉
本書の無断複製は著作権法上での例外を除き禁じられています。複製される場合は、その都度事前に一般社団法人出版者著作権管理機構（電話 03-5244-5088、FAX 03-5244-5089、email: info@jcopy.or.jp）の許諾を得てください。

ディペックス・ジャパンのウェブページ
「認知症本人と家族介護者の語り」待望の書籍化！

認知症の語り

本人と家族による200のエピソード

認定NPO法人 健康と病いの語り
ディペックス・ジャパン 編

近い将来、4人に1人が認知症という、待ったなしの状況の今こそ、読んでいただきたい本です！

本人や介護家族の生の声から、「病気」としての認知症ではなく、病いとともに生きる「経験」としての認知症について知ることができます。
「認知症だけにはなりたくない」「認知症になったらもう終わりだ」と考える人が多いのが現実です。でも、本当にそうなのでしょうか？
認知症本人と介護家族の語りを通して、「認知症は決して絶望ではない」「認知症でも立派に生きていける」ということを、現在同じ病いに苦しんでいる人やそのご家族、将来なるかもしれない予備群の人々にお伝えします。

認知症って、本当はこうなんだ！

『こんな思いをしているのは自分だけ、という孤立感ほどつらいものはない。当事者の声に救われる。』
上野千鶴子[社会学者]

『「認知症ってほんとはこうなんだ！」本当はこうなんだ！当事者の語りがつむぎ出す力強さと新たな希望』
上野秀樹[精神科医]

定価（本体 **2,400** 円+税）
新書判／**624**頁
ISBN 978-4-8180-1980-5

[目次]

第1部 認知症本人と家族介護者の語り
認知症の診断／認知症の治療／認知症の症状とどう付き合うか／認知症になるということ／介護者になるということ／介護の実際と社会資源の活用

第2部 認知症本人と家族介護者の語りを医療・介護に生かすために
「認知症本人と家族支援のためのWebサイト」プロジェクト／医療とナラティブ／「健康と病いの語りデータベース」について

〈語り抜粋〉

長谷川式の検査を受けた父は、「そんなくだらない質問をするな」と怒り出し、部屋を残し、家を出た
母と同居していた妹は、介護に疲弊して、「お姉ちゃんにはわからないよ」という言葉を残し、家を出た
認知症という言葉を聞きこの先、人に迷惑ばかりかけるようだったら早く死んでしまいたいと思った
「理解してくれなくても知ってくれたらい」という同病の方の言葉が自分を変えた嫌がる妻を無理やりデイサービスに行かせると、自分が楽をしているみたいな気持ちになる
どんな小さなものでもよいから、希望とともに病名を告げてほしい
認知症の夫に「あなたは赤の他人の口うるさいおばさんだと思ってた」と言われた
レビー小体型の父がアルツハイマー型の母を車いすに乗せて、夜中に真っ暗な室内をぐるぐる回っていた
妻は家にいてもしきりに「うちに帰ろう」と言う。手をつなぎ、外を回って「うちへ帰って来たよ」と言うと、落ち着く
施設に入る日、母に一緒に暮らせないことを説明し、写真を撮った。写真の母は決死の覚悟の顔をしていた
「どうして自分がアルツハイマーになったのか」そればかり考えていたが、「私は私だ」とようやくわかった
昔ドリルをやっていたけど、あれは一番嫌い。もう絶対やらない

ご注文に関するお問い合わせはコールセンターまで▶▶▶
Tel. 0436-23-3271　Fax 0436-23-3272
ホームページ▶▶▶ https://www.jnapc.co.jp
日本看護協会出版会